嘔吐恐怖症・会食恐怖症の臨床

―当事者が語る"食べることに対する2つの恐怖症"の実際―

編著

野呂　浩史

漫画・挿絵

おおが　きなこ

星和書店

Clinical Manifestations of Emetophobia and Fear of Eating in front of Others :

reality of "two types of eating-associated phobia" as described by patients

by

Hiroshi Noro

A graphic novel written and illustrated

by

Kinako Ohga

Special thanks

for

Wakako Arakawa, Emiko Kazama and Kohei Miyakawa

人と楽しく食事をしたのは
はてさて いつが最後だろう？

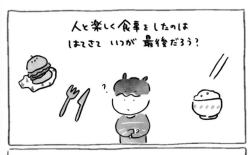

駅のトイレで2時間
動けなくなったことがある。

胃がン痛くて、体が震えて、
夏だというのに寒かった。

思い返せば、帰り道に
公衆トイレで吐いてもだえた記憶ばかり。

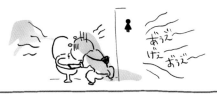

例えばある日、仕事関係の人と
お付き合いでカレーを食べに
行ったところ

あはは

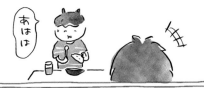

いやいや、帰り道までもてば
良いほうで、食べてる途中に

あっ、ちょっと電話が……

はーい

と 何度も抜け出し

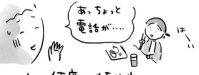

ナンが1枚余っちゃったんですね。

ひんやり

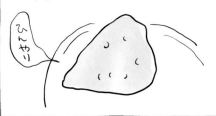

酔ってるわけでもないのに便器を抱え、
泣きながら繰り返し吐く。なのに、

おぅおぅ

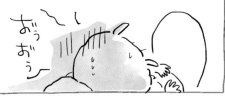

私はもうすでにお腹がン痛かったん
ですけど、どうしてもその1枚を
ほっておけない。

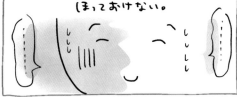

平気な顔を装ってまた食べる。
「食べられません」が言えない。

ですー あはは

そしてどんどん気持ち悪くなって

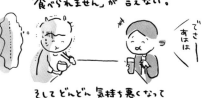

やめときゃいいのに

どうぞどうぞ

あ〜なんかまだ
食べ足りない
これもらっても
いいですか？

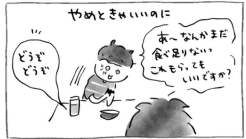

明るく楽しく そして美味しく
食べる演技をしてしまうんです。

お店の人の目が
気になるってのも
あるけど…

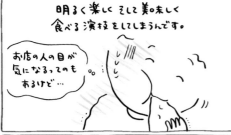

本当の本当にツラいのは
気のおけない人たちとも
食事できない時。

「なによりも…
残したら相手に
気を使わせてしまう!!」

キレイに
食べ終わらなきゃ!!!

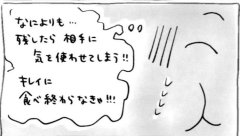

いっしょに食事ができないってのは
気軽に遊べないってのとほぼ同じで

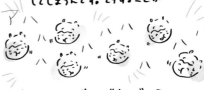

そもそも相手だって残してるし
お会計も別々なのに

すごく責任を感じちゃう。

「ムリせず
残せばいいじゃん」

と言われても どうしても
残せない私は

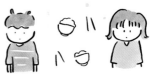

そして案の条……

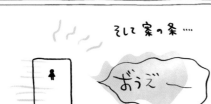

おうぞ

やっぱり明るく楽しく食べるフリを
してしまうんです。そうすることが

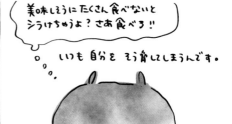

"あなたといて楽しい"証だと思っちゃう。

それでも、

「まあ緊張してたんだ
ろうな…
仕事相手だし…」

と思えている時は
まだいいんですよね。

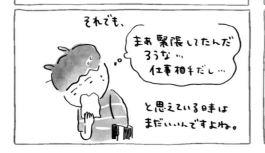

「美味しそうにたくさん食べないと
シラけちゃうよ? さあ食べる!!」

いつも自分を そう責してしまうんです。

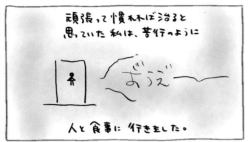

頑張って慣れれば治ると
思っていた私は、苦行のように

人と食事に行きました。

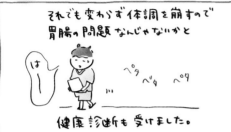

それでも変わらず体調を崩すので
胃腸の問題なんじゃないかと

健康診断も受けました。

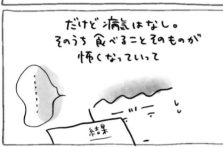

だけど病気はなし。
そのうち食べることそのものが
怖くなっていって

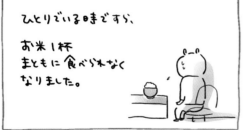

ひとりでいる時ですら、

お米1杯
まともに食べられなく
なりました。

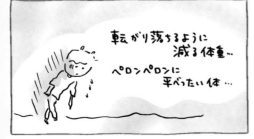

転がり落ちるように
減る体重…
ペロンペロンに
平べったい体…

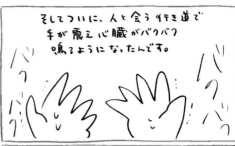

そしてついに、人と会う行き道で
手が震え心臓がバクバク
鳴るようになったんです。

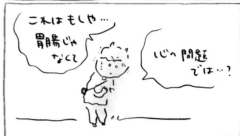

これはもしや…
胃腸じゃ
なくて

心の問題
では…?

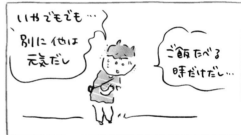

いやでもでも…
別に他は
元気だし

ご飯食べる
時だけだし…

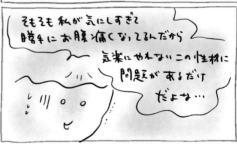

そもそも私が気にしすぎて
勝手にお腹痛くなってるんだから

気楽にやれないこの性格に
問題があるだけ
だよな…

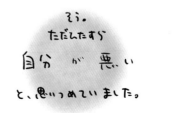

そう。
ただひたすら
自分が悪い
と、思いつめていました。

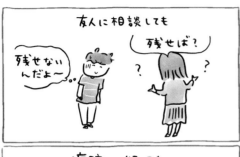

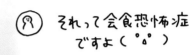

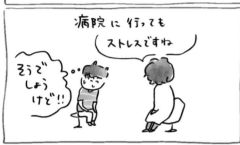

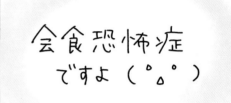

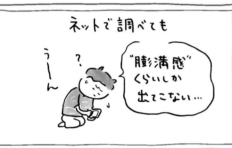

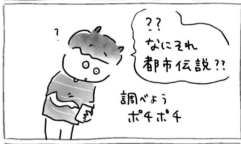

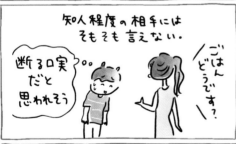

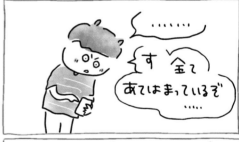

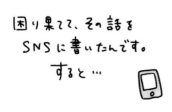

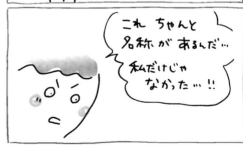

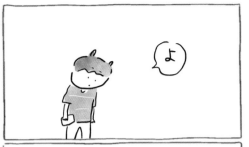

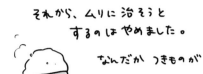

それから、ムリに治そうと
するのはやめました。

なんだか つきものが
とれた感じ。

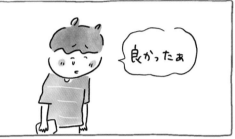

良かったぁ

原因は
なんだろ…
わからない
けど…

治ったわけでも ないのに
救われた気持ちに
なりました。

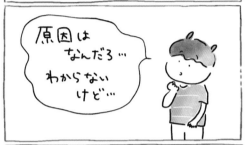

食べるのが
楽しかった時期なんて
そういえば
なかった気がする…

知らないだけで
少ないだけで
仲間がいる。
それが嬉しかったんです。

思春期はたくさん食べたし
友達とファミレスにも 行ったけど

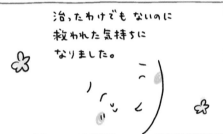

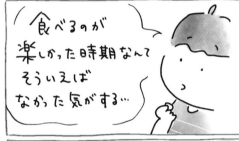

あのトイレでのしんどさ。
うまく人と食事できない 自己嫌悪。
食べることへの恐怖。

誰にも
わかってもらえ
ないと

思ってた…

いつも いつも 盛り上げなくちゃって

必死だった。

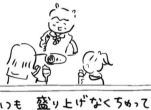

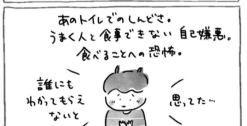

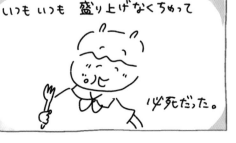

viii

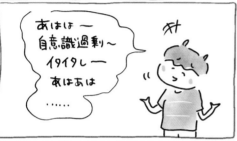

自分が盛り上げないと
場がシラけると思ってた。
いや…
シラけたら 自分の せいだと
思ってた。

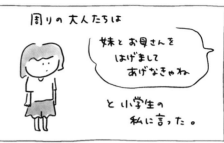

周りの 大人たちは

妹と お母さんを
はげまして
あげなきゃね

と 小学生の
私に言った。

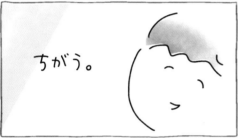

あはは ー
自意識過剰〜
イタイタしー
あはあは
……

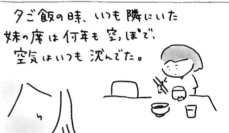

夕ご飯の時、いつも 隣にいた
妹の席は 何年も 空っぽで、
空気はいつも 沈んでた。

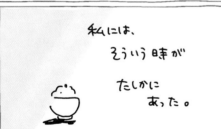

ちがう。

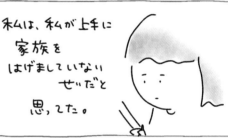

私は、私が上手に
家族を
はげまして いない
せいだと
思ってた。

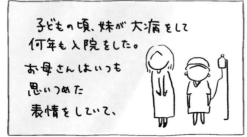

私には、
そういう 時が
たしかに
あった。

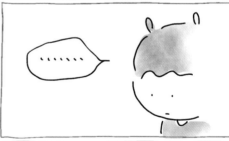

……

子どもの頃、妹が 大病をして
何年も 入院をした。
お母さんはいつも
思いつめた
表情をしていて、

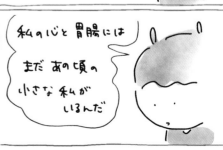

私の心と胃腸には
まだ あの頃の
小さな 私が
いるんだ

ずーっと 罪悪感を
消せないまま

生きてるんだ。

頑張る方向を
変えようかな

治そうとするより
言う勇気を 持とうかな

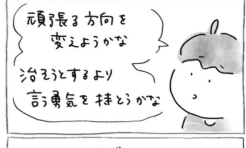

．．．．．
こじつけ
かなぁ

まずは
「ご飯じゃなくて お茶にしませんか？」

と、人に言うところから 始めてみました。

ハッキリしたことは
今となってはわからない。
けれども 私にとって、
食事の場が 明るく楽しいと
いうことが

すると案外

あぁ そっちのほうが
気楽でいいねー

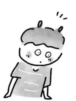

という反応が 多い！！

とても 大きな

自己肯定 なんだと思う。

おやつなら お腹も平気だという
発見も しました。

それでも
ムリなら
お茶だけ

．．．．．
過去は 変えられないし
心に住んでる
小さな自分を
いないことにも
できないし

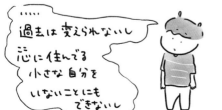

我ながら、最近
「頑張ったな」と
思うことが 2つ。
1つは保育園 にて。

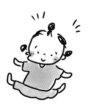

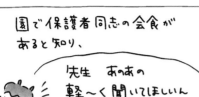

園で保護者同志の会食が
あると知り、

先生　あのあの
軽〜く聞いてほしいん
ですけど
私、会食恐怖症なんです

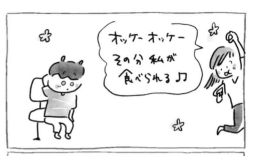

オッケー オッケー
その分 私が
食べられる♪

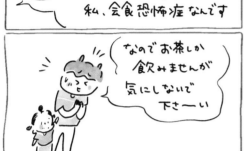

なのでお茶しか
飲みませんが
気にしないで
下さーい

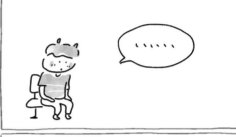

・・・・・・

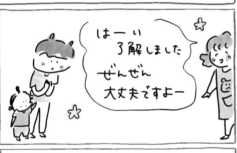

はーい
了解しました
ぜんぜん
大丈夫ですよー

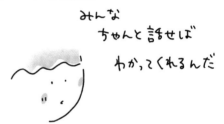

みんな
ちゃんと話せば
わかってくれるんだ

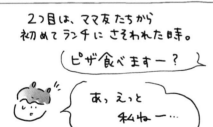

2つ目は、ママ友たちから
初めてランチにさそわれた時。

ピザ食べますー？

あっ、えっと
私ねー…

多分、多分だけど、
私が もっと早くするべきだったのは
こういう成功体験
だったんじゃないかな。

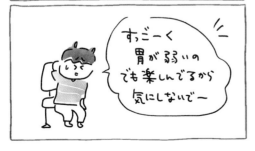

すっごーく
胃が弱いの
でも楽しんでるから
気にしないでー

子どもの頃だって、
盛り上がらない食卓が
イヤだったんじゃない。
本当に苦しかったのは…

小さな心にのしかかってた
大きなプレッシャーを

言葉にできなかったこと。

盛り上げたいと
思ってることが そもそも
えらすぎる〜
グッジョブ グッジョブ

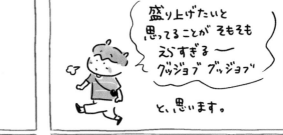

と、思います。

等身大の気持ちを言葉にする

そしてそれを聞いてもらう

その体験が
必要だったのかもなす

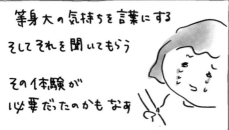

そう、君はグッジョブなんだよ。

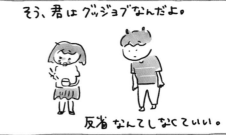

反省なんてしなくていい。

今でも 会食は怖い。

それは 変わって
ないんだけれども

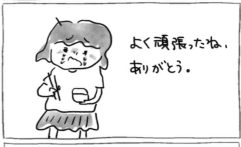

よく頑張ったね、
ありがとう。

いっぱい食べる
〃
楽しんでいる

のではないと
思えるように
なりました。

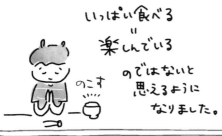
のこす

私と同じ、
会食恐怖症に悩むあなたにも
伝えたい。

以前は、帰り道に必ず
自己嫌悪してたんです。

ぜんぜん上手く
盛り上げられ
なかった…

って。だけど今は

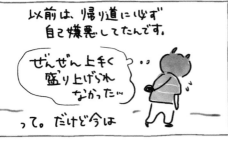

グッジョブ!!

はじめに

　この度，食べることに対する2つの恐怖症，すなわち，嘔吐恐怖症・会食恐怖症の実際の臨床を当事者の貴重な経験から学び，理解することを目的に本書を執筆いたしました。約10年前に，私は嘔吐恐怖症単独のモノグラフの編集のお手伝いをさせていただいたことがありました。それ以来，嘔吐恐怖症と会食恐怖症は切っても切れない関係にあることを日々の臨床において痛感してまいりました。まずは，第1章，第2章にて，嘔吐恐怖症・会食恐怖症の各々の特徴や精神医学的基盤の相違点などを解説いたします。

　本書の最大の特徴は，第3章から第7章まですべて対話形式を取り入れたことです。実臨床における臨場感を読者に味わっていただくことで，嘔吐恐怖症・会食恐怖症の理解を少しでも深めていただければと思います。第3章は，私の外来における嘔吐恐怖症・会食恐怖症の架空の患者さんとの初診時の問診のやりとり，症例解説，経過と転帰のほか，認知行動療法を担当した臨床心理士と主治医である私とのやりとりをライブ形式で展開いたします。第4章は，嘔吐恐怖症と会食恐怖症の認知行動療法について説明いたします。実際の心理士と架空の患者さんとの心理教育，リラクセーション，不安階層表をもとにした曝露療法導入などライブ感あふれるやりとりを通して実際の治療の雰囲気を実感していただけると幸いです。第5章は第4章の続きで，バーチャルリアリティー（virtual reality：VR）を使用した曝露療法の現状と嘔吐恐怖症＋会食恐怖症専用システムの紹介，さらに患者さんへのVR導入のやりとりをご紹介いたします。

　第6章では，実際に私の外来を受診された当事者の皆様からの手記（10ケース）とインタビュー（5ケース）を掲載しております。治療中の方も，治療をある程度終えられた方もおられます。当事者の方にしか

わからない苦しみ，解決への工夫が盛り込まれております。私としましては，本書を第6章から読まれても良いと思っております。

　なお，本書冒頭には，漫画家で会食恐怖症の当事者でもあるおおがきなこ先生に，ご自身の体験を漫画で表現していただきました。文章ではなかなか伝わりにくい恐怖症の特徴が漫画により，読者の理解を一層深めてくれることでしょう。

　SNS全盛時代の昨今，嘔吐恐怖症・会食恐怖症の情報は膨大であると思われます。本書が，書籍という形で嘔吐恐怖症・会食恐怖症に関する最新の精神医学的，臨床心理学的な情報の提供のみならず，当事者から当事者への橋渡し役となれば望外の幸せです。本書の読者の対象は，嘔吐恐怖症・会食恐怖症の当事者の皆様や支援者，また，治療に携わる心理職などを想定しております。本書刊行を契機に，食べることに対する2つの恐怖症への理解と関心が当事者のみならず，支援者の方々にとっても一層深まり，当事者の方々が一日でも早く体調が良くなることを祈念いたします。

　最後に，ご多忙のなか本書刊行の意義に共感とご理解をいただき手記のご提供，貴重な体験をインタビュー形式で教えていただいた当事者の皆様，また，ご自身の体験を漫画で表現していただいた漫画家のおおがきなこ先生に深く御礼申し上げます。本書刊行の機会を与えていただいた星和書店社長の石澤雄司氏と同社編集担当の岡部浩氏に深く感謝いたします。

2022年5月下旬　リラ冷えで小雨がちらつく札幌にて

野呂　浩史

目　次

第1章

嘔吐恐怖症の臨床
―病態と治療―

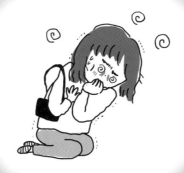

　本章では，嘔吐恐怖症はどのような病気か解説いたします。私たちの研究なども交えていますので少し難しいところもあろうかと思います。興味や関心のあるところからお読みいただくのもよいでしょう。

Ⅰ．嘔吐恐怖症とはどのような病気？

　嘔吐恐怖症（Emetophobia あるいは Fear of Vomiting）は，「自身が嘔吐することや，他者の嘔吐を目撃すること，あるいは自身が他者の前で嘔吐することを過度に恐れ，苦痛を伴いながら耐え忍んでいる状態」であり[1-3]，アメリカ精神医学会の診断基準である DSM-5[4] においては，限局性恐怖症（Specific Phobia）の1つに分類されています。限局性恐怖症と鑑別を要する疾患に広場恐怖症（Agoraphobia）が挙げられます。前者は特定の対象や状況に対する恐怖症ですが，後者は2つ以上の状況に対する恐怖症として DSM-5 では区別されています（表1-1 ～ 1-4）。

表1-1　限局性恐怖症の診断基準（DSM-5）[4]

A. 特定の対象や状況への顕著な恐怖と不安
B. その恐怖の対象や状況がほぼ毎回，即時に恐怖や不安を誘発する
C. 恐怖の対象や状況は積極的に避けられる，または，強い恐怖や不安を感じながら耐え忍ばれている
D. その恐怖または不安は，特定の対象や状況によって引き起こされる実際の危険性や社会文化的状況に釣り合わないほど強い
E. その恐怖や不安，または回避は持続的であり，典型的には6ヵ月以上続いている
F. その恐怖，不安，または回避が，臨床的に意味のある苦痛，または社会的，職業的，または他の重要な領域における機能の障害を引き起こしている
G. その障害は，（広場恐怖症にみられるような）パニック様症状または他の耐えがたい症状；（強迫症にみられるような）強迫観念と関連した対象または状況；（心的外傷後ストレス障害にみられるような）心的外傷的出来事を想起させるもの；（分離不安症にみられるような）家または愛着をもっている人物からの分離；（社交不安症にみられるような）社会的場面，など関係している状況への恐怖，不安，および回避などを含む，他の精神疾患の症状ではうまく説明されない

表1-2　限局性恐怖症の診断基準（DSM-5）[4]

＊該当すれば特定せよ
・動物（例：クモ，虫，犬）
・自然環境（例：高所，嵐，水）
・血液・注射・負傷（例：注射針，侵襲的な医療処置）
・状況（例：航空機，エレベーター，閉所）
・その他（例：窒息や嘔吐につながる状況；子どもでは大きな音や着ぐるみ）

表1-3　嘔吐恐怖症とは

嘔吐恐怖症（Emetophobia あるいは Fear of Vomiting）とは，自分が吐くこと，または他人が吐くのを目撃することを過度に恐れるという恐怖症である。DSM-5 においては限局性恐怖症のひとつに分類される。しかし，他の恐怖症に比べて，病態があまり知られていない疾患であるといえる。

表1-4　嘔吐恐怖症の症状

・自分が吐く，または他人が吐くことを目撃するのを過度に恐れる。または，苦痛を伴い耐え忍ばれている。
・不安は，時にパニック発作の形をとる。

★これまでにあまり注目されていない疾患

・周囲の理解が得られず，受診しようと思わない。
・恥ずかしくて治療者に訴えられなかったり，訴えても病気とみなされない。

> パニック症を併発して明らかになるケースが多い。
> 潜在的には有病率は高い？

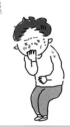

　笠原俊彦先生[5]は，対人恐怖症と社交不安症は全面的に一致した病態とはいえず，ズレがあり重複していると考え，対人恐怖症と社交不安症との関わりにおける病態をA群（社会恐怖と診断される対人恐怖），B群（これまで対人恐怖とは診断されなかった社会恐怖），C群（社会恐怖と診断されない対人恐怖）の３つに分類しています。さらに，笠原先生は，嘔吐恐怖症を前述のB群の１つとして位置づけ，嘔吐恐怖症をICD-10の社会恐怖の診断基準は満たしているが，これまでわが国の対人恐怖の範疇ではあまり論じられなかった症例と，述べています。嘔吐恐怖症を過去に人前で実際に嘔吐したことがある，他者が嘔吐するの

直接見たことがある人が，「人前で嘔吐するのではないか」と恐れ食事ができない状態であると定義しています。もちろん，嘔吐恐怖症では自宅では何の困難もなく食事できることが多く，会食恐怖症の一種とみなすこともできますが，「公衆の面前で会食する状況」ではなく，あくまでも「人前での嘔吐」そのものを恐れている状態と考えたほうが良いでしょう。

　さらに，笠原先生[5]は，前述のB群の臨床的特徴を6つに要約していますので表1-5にご紹介しましょう。

表1-5　B群の臨床的特徴（笠原，2005）

1）対人場面で注目されたり恥をかくことを恐れる（羞恥恐怖性）
2）その恐れは特定の状況において増悪する（状況依存性）
3）そのために人前に出ると強い不安が生じる（不安喚起性）
4）身体疾患の存在を恐れたり疑うことがある（疾病恐怖性）
5）赤面その他の身体的変化を伴うことがある（身体表出性）
6）対人場面を回避し社会的に孤立してゆく（現実回避性）

　嘔吐恐怖症の病態を検討するうえでは，パニック症，広場恐怖症，対人恐怖症，社交不安症との関わりを常に念頭におく必要があります。

Ⅱ．嘔吐恐怖症とパニック症の関わりについて　私たちの検討

　それでは，私たちが2007年ころから研究し発表してきた論文を再構成して詳しく解説していきましょう。

（1）はじめに

　嘔吐恐怖症に併発しやすいパニック症および社交不安症とのかかわりについて検討し，嘔吐恐怖症の病態と治療について説明いたしましょう（表1-6）。

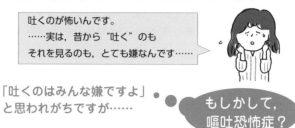

表1-6　パニック発作を訴える患者さんの中で……

・発作に，「強い吐き気」を伴うと訴える
・薬物療法に拒否的，特に，吐き気の副作用があるかを気にする

> 吐くのが怖いんです。
> ……実は，昔から"吐く"のも
> それを見るのも，とても嫌なんです……

「吐くのはみんな嫌ですよ」
と思われがちですが……

もしかして，
嘔吐恐怖症？

　パニック症（Panic Disorder）患者さんの中には，パニック発作時に「強い吐き気」を感じやすい方や，吐き気を催す可能性のある薬物（特に選択的セロトニン再取り込み阻害薬：Selective Serotonin Reuptake Inhibitor，以下 SSRI とする）の服用に強い恐怖心や抵抗を示す方が少なからずいます。

　嘔吐恐怖症は幼少期に発症した後，慢性の経過をたどり，日常生活および社会生活において広汎な苦痛を生じる[1-3, 6, 7]疾患です。嘔吐恐怖症に併存する疾患としては，不安症群や大うつ病性障害などの抑うつ障害群が報告されています[1-3, 6-8]。これらの中でもパニック症および広場恐怖症は特に多く，Lipsitz, J.D. ら[1]は嘔吐恐怖症の患者さんの40％にパニック症および広場恐怖症が併発していたと報告しています。

　以下では，私たちが2009年にはじめて発表した論文「嘔吐恐怖症を併発したパニック障害患者の検討」（野呂浩史，荒川和歌子ほか．日本心療内科学会誌，13：10-15, 2009）をもとに嘔吐恐怖症を併発したパニック症の患者さんの臨床的特徴とその成因を解説していきましょう。2009年初出論文というとずいぶん古く思われるでしょうが，実臨床では，その内容は今もって大きく変化していないことをお約束いたします。

（2）対象と方法

　対象は，2007年1月から2008年3月までに外来を受診したパニック症の患者さんのうち，DSM-Ⅳ-TR（当時の診断基準）を満たした434名（男性124名，女性310名）でした。嘔吐恐怖症併発の患者さんに対して本研究の目的と意義を説明し，その承諾を得て，後方視的に聞き取り調査を行ったものです。調査項目として，嘔吐恐怖症およびパニック症の発症年齢，嘔吐恐怖症罹患期間，嘔吐恐怖症発症からパニック症発症までの期間，嘔吐恐怖症発症状況とその誘発要因，併存疾患，嘔吐恐怖症に伴う認知や回避行動および安全確保行動，幼少期から現在までの人間関係に関わるさまざまな葛藤や心的外傷体験，本人の嘔吐に対する他者の反応，他者の嘔吐に対する本人の反応などを確認しました。症状評価のためにパニック症重症度評価尺度（Panic Disorder Severity Scale：以下 PDSS とする）を実施しました。

（3）結果

1）嘔吐恐怖症の併発率と性差

　嘔吐恐怖症併発例は上記基準[1-3]に合致した38名（8.76％）でした（図1-1）。性別では，男性5名，女性33名（86.8%）と女性が大半を占めました。調査時年齢は20歳代〜30歳代が31名と最多でした（平均年齢33.9歳）。

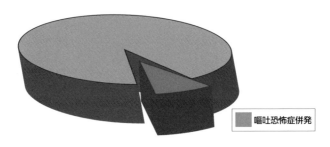

嘔吐恐怖症併発

図1-1　当院外来を受診したパニック症患者434名のうち，嘔吐恐怖症併発例38名について病態を調査（2008年3月）

2）タイプ別検討

　①上記の調査項目のうち，嘔吐恐怖症発症状況および誘発要因に基づいて検討した結果，本病態を3つの型――タイプⅠ（パニック発作随伴型），タイプⅡ（身体的エピソードに起因する心的外傷型），タイプⅢ（人間関係の葛藤に起因する心的外傷型）――に分類することが可能でした（表1-7，図1-2）。タイプ別患者数は，タイプⅢ（17名）＞タイプⅡ（13名）＞タイプⅠ（8名）の順に多かったのです。

表1-7　3つのタイプ

今回，38名の患者さんについて後方視的に聞き取り調査を行い，発症年齢や成因などを検討した結果，以下の三型にタイプ分けできました。

①パニック発作随伴型
②身体的トラウマ型
③対人的トラウマ型

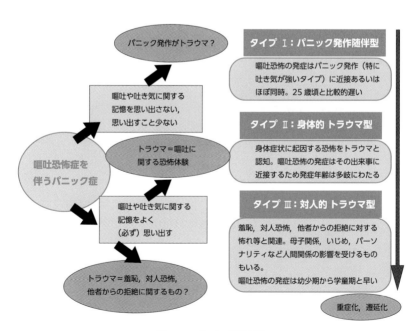

図1-2　タイプ別特徴

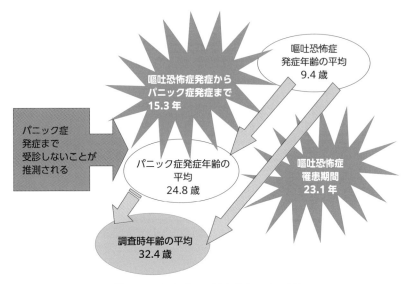

図1-3　タイプⅢ：対人的トラウマ型

　②嘔吐恐怖症発症年齢の平均値は 17.0 歳と，パニック症の 26.0 歳に
比べて 9 年ほど早く発症していました。タイプ別にみると，タイプⅢの
嘔吐恐怖症発症年齢は 9.4 歳とほかのタイプと比べて若い年齢で発症し
ており，パニック症発症までの期間は 15.3 年，罹患期間も 23.1 年と最
長でした。一方，タイプⅠの嘔吐恐怖症発症年齢は 25.8 歳，パニック
症発症年齢は 22.4 歳と統計上はほかの 2 つのタイプと異なりパニック
症が先行していました（図 1-3）。

3）併発疾患

　併発疾患では不安症群や大うつ病性障害などの抑うつ障害群が多かっ
たのです。不安症群の中でも広場恐怖症はほぼ全例に認められ，社交不
安症と強迫症も多かったのです。

　抑うつ障害群では，大うつ病性障害と持続性抑うつ障害（気分変調
症）の併存例が多く認められました。頻度は少ないけれども，身体症状
症および関連症群，解離性障害，パーソナリティ障害群なども認められ
ました。

併発疾患とその他の特徴を表 1-8 にまとめました。

表 1-8　統計結果と併発疾患

統計結果			
パニック症患者数			
		人数	割合（%）
	総数	434	－
	男性	124	28.6
	女性	310	71.4
嘔吐恐怖症併発パニック症患者数			
		人数	割合（%）
		38	8.8
	男性	5	13.2
	女性	33	86.8
タイプ別患者数			
		人数	割合（%）
	タイプ I	8	21.1
	タイプ II	13	34.2
	タイプ III	17	44.7
調査時年齢（歳）			
		平均値	標準偏差
	すべて	33.9	7.1
	タイプ I	33.3	8.8
	タイプ II	36.5	9.1
	タイプ III	32.4	3.9

統計結果			
パニック症発症年齢（歳）			
		平均値	標準偏差
	すべて	26.0	6.3
	タイプ I	22.4	4.1
	タイプ II	29.9	8.1
	タイプ III	24.8	3.7
嘔吐恐怖症発症年齢（歳）			
		平均値	標準偏差
	すべて	17.0	10.5
	タイプ I	25.8	7.6
	タイプ II	21.5	11.0
	タイプ III	9.4	4.7
嘔吐恐怖症罹病期間（年）			
		平均値	標準偏差
	すべて	16.9	11
	タイプ I	7.4	6
	タイプ II	15.0	14
	タイプ III	23.1	6
嘔吐恐怖症発症からパニック症発症までの期間（年）			
		平均値	標準偏差
	すべて	9.0	11.3
	タイプ I	-3.4	7.7
	タイプ II	8.4	12.7
	タイプ III	15.3	5.6

併発疾患とその他の特徴		（該当症例数／全症例数）			
		タイプ I	タイプ II	タイプ III	全体
不安症群	広場恐怖症	7/8	12/13	17/17	36/38
	限局性恐怖症	0/8	2/13	1/17	3/38
	社交不安症	4/8	5/13	11/17	20/38
	強迫症	2/8	2/13	6/17	10/38
	心的外傷後ストレス障害	0/8	0/13	1/17	1/38
	全般性不安症	0/8	4/13	4/17	8/38
	分離不安症	0/8	1/13	5/17	6/38
抑うつ障害群	大うつ病性障害	3/8	2/13	3/17	8/38
	持続性抑うつ障害（気分変調症）	3/8	5/13	4/17	12/38

（次ページに続く）

表 1-8　統計結果と併発疾患（続き）

併発疾患とその他の特徴		（該当症例数／全症例数）			
		タイプ I	タイプ II	タイプ III	全体
双極性障害	双極 II 型障害	0/8	1/13	5/17	6/38
身体症状症および関連症群	身体症状症	1/8	2/13	1/17	4/38
	変換症／転換性障害	0/8	1/13	2/17	3/38
	病気不安症	0/8	2/13	2/17	4/38
解離性障害群	解離性健忘	0/8	1/13	2/17	3/38
	離人感・現実感消失障害	0/8	1/13	2/17	3/38
パーソナリティ障害群	境界性パーソナリティ障害	0/8	1/13	0/17	1/38
	回避性パーソナリティ障害	0/8	1/13	2/17	3/38
アルコール関連障害	アルコール使用障害	0/8	0/13	1/17	1/38
食行動障害および摂食障害群	神経性無食欲症	0/8	0/13	1/17	1/38
その他の特徴					
	人間関係におけるさまざまな葛藤	6/8	11/13	15/17	32/38
	嘔吐恐怖症に関連した回避行動	7/8	8/13	16/17	31/38
	嘔吐恐怖症に関連した安全確保行動	7/8	8/13	17/17	32/38

4）その他の特徴（表 1-9）

　本病態の発症から観察期間までの全経過において，人間関係のさまざまな葛藤や嘔吐恐怖症に関連した回避行動および安全確保行動などを各タイプとも多くの患者さんが経験していたのです。

表 1-9　その他の特徴

①人間関係の葛藤に起因する心的外傷体験：親の離婚，親からの虐待，近親者の死，兄弟間および同級生からのいじめが多かった。

②嘔吐恐怖症に関連した回避行動：会食，アルコール，居酒屋，妊娠，どろどろした形態の食品，油が多い食べ物，感冒に罹患している子ども，人ごみ，飛行機，不衛生な食品，胃カメラ，吐き気を来す薬剤（SSRI 他）などを避ける。

③安全確保行動：満腹にしない，ミントタブレットや制吐剤および抗不安薬の携帯，過剰な手洗い，賞味期限の新しい食品の購入など。

④自身の吐き気や嘔吐に関する認知：「死ぬのではないか」，「周りの人々に不快な思いをさせて申し訳ない」，「相手に迷惑をかけた」，「自分が嫌になる」，「誰も自分の辛さを理解してくれない」，「誰も助けてくれないのではないか」，「人に迷惑をかけたくない」，「嘔吐はこの世で一番汚いことだ」，「吐くことは怖いことだ」，「パニック発作が連動して起こる」などの思いや，安全な場所の喪失感など。

⑤本人の嘔吐に対する他者の反応：「母親や教師に怒られた」，「親に無視された」，「友人が逃げた」など。

⑥他者の嘔吐に対する本人の反応として，「嘔吐した人が怖く近づけなかった」，「吐いている人を直視できない」，「自分の子どもが嘔吐しても介抱できなかった」，「嘔吐した人を嫌いになった」など。

5）PDSS の合計得点（平均値／標準偏差）

タイプⅠ（11.1/4.0），タイプⅡ（10.1/6.1），タイプⅢ（11.4/5.3），全体（10.9/5.3）と，各タイプ間での顕著な差は認められませんでした。

6）症例提示

次ページより，タイプ別の特徴と具体例を列挙いたします（表 1-10 〜 1-15）。

タイプⅠ

表 1-10　タイプⅠ：パニック発作随伴型の特徴

・嘔吐恐怖症の発症はパニック発作（特に吐き気が強いタイプ）に近接
　あるいはほぼ同時。
・25 歳ころと比較的遅い。
・パニック発作の直後から嘔吐・吐き気が怖くなった例が多いが，数年
　かけて徐々に恐怖心が形作られた例もある。
・パニック発作時の突然の吐き気をトラウマ体験と認知している。

表 1-11　タイプⅠ：パニック発作随伴型症例

年齢・性別	32 歳，男性
発症年齢	嘔吐恐怖症発症：21 歳（罹患期間：11 年） パニック症発症：21 歳（罹患期間：11 年）
特　　徴	ある日突然吐き気・動悸→それが続くようになり，その後吐くのが怖い
嘔吐・吐き気に関する記憶	嘔吐の経験はほとんどなし。以前から，緊張すると吐き気がすることはあった。21 歳時，ある日突然ファストフードの匂いで吐き気，動悸（嘔吐はせず）。「死ぬんじゃないか」，「血を吐いたらどうしよう」と思った。その後，人ごみで吐き気，動悸，食べられないなどの症状。29 歳まで我慢し続けた。その後，心療内科を受診しかなり回復した
その他の記憶	幼稚園時担任から虐待や嫌がらせを受けていたらしい（自分では記憶なし）。18 歳から付き合った彼女からの束縛。ストレスで胃がキリキリしていたが，しばらく我慢した（その後，21 歳時のエピソードが起こった）。当時はモデルの仕事をしており，神経をつかうことは多かった。31 歳時，オートバイ事故。右耳の聴力を失いうつ病に。パニック症もひどくなる
恐怖の対象	21 という数字（21 歳からいろんなことが起こったから）。においに敏感（バスの排気などがダメ）。不安になるとひどくなる。TV や映画の嘔吐シーン。他者の嘔吐。食事がとりづらいこともある

タイプⅡ

表1-12　タイプⅡ：身体的トラウマ型の特徴

・激しい嘔吐など，身体症状に起因する恐怖をトラウマ体験と認知。
・嘔吐恐怖の発症はその出来事に近接するため，発症年齢は多岐にわたる。
・恐怖体験としては，胃腸炎による激しい嘔吐，嘔吐に伴う窒息などがある。

表1-13　タイプⅡ：身体的トラウマ型症例

年齢・性別	34歳，女性
発症年齢	嘔吐恐怖症発症：32歳（罹患期間：2年） パニック症発症：33歳（罹患期間：1年）
特　徴	嘔吐物が詰まり窒息後，吐くのが怖い
嘔吐・吐き気に関する記憶	甲状腺手術後，夜中に胃腸炎に。嘔吐物詰まり窒息，意識も薄れた。内科の医師には「そんなはずない」と否定された（32歳時）
その他の記憶	・20歳で出産後，喘息・アレルギーに。 ・28歳時に甲状腺ガンの手術。飲み込みづらい，声が出ない等の後遺症が残る。 ・手術後家族のために祖母の介護。やり過ぎてヘルニアになるも，地方の病院で誤診が続き，最終的には緊急手術
恐怖の対象	無理に息を吸った時の喉から出る音，詰まるのが怖くて風邪でも痰を出せない（かえって詰まり窒息したこともあり），食事の際思い出し楽しくない，嘔吐物，TVや映画の嘔吐シーン，感冒（吐くから），他者の嘔吐

タイプ Ⅲ

表 1-14　タイプ Ⅲ：対人的トラウマ型の特徴

・羞恥，対人恐怖，他者からの拒絶に対する怖れ等と関連。母子関係，いじめ，パーソナリティなど人間関係の影響を受けるものもいる。
・嘔吐恐怖の発症は幼少期から学童期と早い。
・嘔吐時，あるいは吐き気を感じた際の，他者との関係（怒られた，拒絶されたなど）をトラウマ体験と認知している例が多い。
・対人的過敏さの影響も大きい。

表 1-15　タイプ Ⅲ：対人的トラウマ型症例

年齢・性別	33 歳，女性
発症年齢	嘔吐恐怖症発症：5 歳（罹患期間：28 年） パニック症発症：23 歳（罹患期間：10 年）
特　徴	母親はパニック症＋嘔吐恐怖症。「吐くって恐ろしいこと」と思っている
嘔吐・吐き気に関する記憶	自分では記憶のない嘔吐（新生児〜2 歳ころ）に関して，母親に何度も文句を言われた。「吐くってそんなにすごいこと」，「恐ろしいこと！」と思った。小学校低学年時，胃腸炎で我慢しきれず嘔吐。母親がパニック症に。23 歳時，28 歳時，ウイルス性の胃腸炎で嘔吐。その後 1 か月間食事とれず体調不良に。吐き方がわからない
その他の記憶	未婚の母親の子。ずっと母親と 2 人。4 歳時，別居していた父親に「お前は母親の面倒を見るために生まれたんだ」，「お父さんって呼ぶな」と強く言われた。母親は不安定。5 歳時，「大嫌い」と言った直後に母方祖母が入水自殺。祖母の遺体の状態にショックを受けた。22 歳時，仕事でミスをし裁判沙汰に（→電話恐怖に。ひどい発汗）。高所恐怖もあり
恐怖の対象	嘔吐物，嘔吐物を連想させる白っぽい食べ物（マヨネーズ，チャウダーなど），人（冬季限定，菌を持っているから），ゴミ（菌があるから），TV や映画の嘔吐シーン，風邪（吐くから），悪阻，他者の嘔吐（その人が死ぬのではないかと思い心配。2 人きりで飲みに行ったりはしない）。満腹になること，飲酒，子ども（吐くから），地下鉄（酔っ払いがいるから），自宅以外のトイレは使えない，子育てできるか心配

7）典型的なタイプⅢの経過

典型的なタイプⅢの経過を示しました（図1-4）。

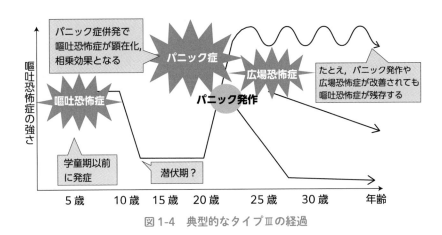

図1-4　典型的なタイプⅢの経過

　幼少期に発症した嘔吐恐怖症は，一度，思春期ころに潜在化することが多い傾向があります。しかし，思春期は社交不安症，強迫症を併発することが多い時期でもあります。20歳代でパニック症を発症すると，嘔吐恐怖症は顕在化することが多いのです。後に示す治療により，パニック症の主症状であるパニック発作や随伴する広場恐怖症は改善する例が多いのですが，嘔吐恐怖症は治療抵抗性で残存する例が多い傾向がうかがわれました。

（4）考察

　今回の研究では，本病態の患者さんは女性が圧倒的に多かったことがわかりました。一方，嘔吐恐怖症関連の先行研究を見ると，パニック症の有無にかかわらず嘔吐恐怖症は女性に多いと言えます[1-3, 6, 7]。各種文献では，嘔吐恐怖症の平均発病年齢は9.2歳[1]および9.8歳[2]と，幼少期の発症が報告されており，平均罹患時間は22年[1]および25.9年[2]と長い傾向にあります。これらの数字は，本病態のタイプⅢと非常に近似してい

ました。

　さらに，Lipsitz, J.D. ら[1]は，嘔吐恐怖症の患者さんの52％は症状の緩解を認識せず，嘔吐恐怖症の患者さんの90％以上は1年間のうち52週間にわたり，症状を自覚していると報告しています。Veale, D. ら[2]は，Beck の不安尺度において嘔吐恐怖症の患者さんはパニック症の患者さんより高い数値を示したこと，また，具合が悪くなった時に「吐いてしまう」と感じる思考の頻度も，嘔吐恐怖症の患者さんがパニック症の患者さんより高かったことを報告しました。嘔吐恐怖症を併発したパニック症の患者さんは，少なくともパニック症単独群よりはるかに不安レベルが高く，病状が慢性化・難治化することが予測されました。

　Veale, D. ら[2]が報告した，嘔吐恐怖症の患者さんの回避行動と安全確保行動を表1-16 にまとめました。これらの行動は前述したように本病態の患者さんも数多く経験しており，生活全般（学業，就業，婚姻，出産，育児，余暇活動など）への支障の原因となっていました。

表1-16　嘔吐恐怖症の患者さんの回避行動と安全確保行動
（Veale, D. ほか，2006）

(1) 回避行動：酔っ払い，病人，旅行，飲酒，人ごみ，公共交通機関，見舞い，外食，公衆トイレ，特定の食品など。
(2) 安全確保行動：制酸剤やミントタブレットなどの服用，食品の新鮮さや日付の確認，過度な手洗いや歯磨きおよび掃除や食品の洗浄，本人や他者の健康の確認，迷信的行動，他者からの保証など。

　本病態の併存疾患の中でも広場恐怖症はほかの不安症に比べて明らかに多かったのです。また，嘔吐恐怖症に関連した回避行動も31名に認められました。嘔吐恐怖症とパニック症の認知および行動パターンには共通点が多いといえるでしょう。パニック症では，パニック発作を恐れることで，予期不安や広場恐怖症などの回避行動のほか，安全確保行動をとることが多いといえます。嘔吐恐怖症も吐き気の感覚を嘔吐が切迫していると誤認識して，パニック症同様に予期不安や多岐にわたる回避行動および安全確保行動をとることがわかりました。これらの行動パ

ターンを共有する本病態は，嘔吐恐怖症あるいはパニック症単独発症より重症化しやすいといえます。

　嘔吐恐怖症における強迫傾向を指摘した報告も多くあります[1, 2, 6, 7]。Lipsitz, J.D. ら[1]は，嘔吐恐怖症の患者さんの 4 分の 3 において，食事に関する儀式化された習慣と，食べ方や食品に関する顕著な制限を認めたこと，また，嘔吐恐怖症の患者さんの 43％は，嘔吐のイメージまたは嫌悪感が誘発されることを恐れて，「嘔吐」という言葉を使用することを制限したと報告しました。本病態においても Veale, D. ら[2]と同様に，嘔吐恐怖症の安全確保行動において強迫傾向や儀式化した例が数多く見られました。Boschen, M.J.[7]は，嘔吐恐怖症における強迫の要素の大きさを指摘しており，嘔吐恐怖症の患者さんに見られる自身の胃腸状態への強迫観念および強迫行為（確認の繰り返しと特定の行為の儀式化）を強迫症の一症状として位置づけています。

　Lipsitz, J.D. ら[1]は，嘔吐恐怖症の患者さんの 3 分の 2 は自身が嘔吐することを恐れたが，他者の嘔吐や他者の前で自身が嘔吐することを恐れる例も数多くあったことを報告しております。また，嘔吐恐怖症の患者さんの 3 分の 2 が，自宅よりも公衆で嘔吐することを恐れているとも報告しました。Veale, D. ら[2]は，嘔吐恐怖症の 77％が人前で吐くことが怖いと感じ，47％は自分が吐くのも他者が吐くのも怖いと感じていると報告しました。嘔吐恐怖症における対人恐怖は，他者への感受性が通常よりも高いといえるでしょう[6]。本病態でも他者を強く意識する社会恐怖や対人恐怖の傾向を有する例が数多く認められました。

　Lipsitz, J.D. ら[1]によると，嘔吐恐怖症の患者さんの半数がパニック発作を経験し，発作の頻度は嘔気（82％），息切れ（62％），胃の不快感（57％）の順に多かったようです。嘔吐恐怖症とは無関係なパニック発作の経験を有する患者さんの 80％以上が，パニック発作の一部として吐き気を含む胃部不快感を経験していました[7]。本病態のタイプ I は，初回のパニック発作の一部として，吐き気が他の症状に対して突出して強烈であり，嘔吐恐怖症発症の直接的な要因になっている一群であると

いえます。一方，タイプⅡやタイプⅢでは，パニック発作の一症状である吐き気を重篤なものとは認知せず，他の要因により嘔吐恐怖症が形成された一群と考えられました。

今回，本病態の分類にあたり，私たちは，「心的外傷」という用語を使用しました。Lipsitz, J.D. ら[1]は嘔吐恐怖症の29％は自身の嘔吐の状況を，59％は本人以外（両親や親類など身近な人々）の嘔吐を目撃したことを鮮明に覚えていたと報告しています。本病態の患者さんも幼少期から成人期にかけての嘔吐や吐き気に関わるさまざまなエピソードを鮮明に記憶し，心的外傷体験（トラウマ）と認知していました。時に心的外傷後ストレス障害（Post Traumatic Stress Disorder：PTSD）と同様のフラッシュバックを体験する例も少なからず存在しました。PTSDの診断基準はすべて満たさないものの，本病態はPTSDとの親和性が強いと考えてよいでしょう。

前述した嘔吐恐怖症の併存疾患として，その他の限局性恐怖症[1,9]，全般性不安症[6]，小児期分離不安症[1]，うつ病性障害[1,6]が報告されています。本病態の併存疾患も不安症と気分障害が多かったのです。本病態がほかの疾患とどのような親和性を有し，位置づけられるかを図1-5に示しました。

（5）まとめ

本病態をタイプ別に検討しました。タイプⅠはパニック症発症が嘔吐恐怖症発症より3年ほど先行しており，パニック発作は特に吐き気が強烈でした。発作に随伴して嘔吐恐怖症を呈した例が多いといえます。また，発作時の突然の強烈な吐き気を心的外傷体験と認知している傾向が強いと思われました。タイプⅡは，パニック発作と直接関係のない嘔吐による窒息や激しい胃腸症状などの身体症状を心的外傷体験と認知していることが多いのが特徴です。嘔吐恐怖症の発症はその出来事に近接するため，発症年齢にばらつきが大きいといえます。

タイプⅠとタイプⅡは，発症当初はパニック症のパニック発作の主体

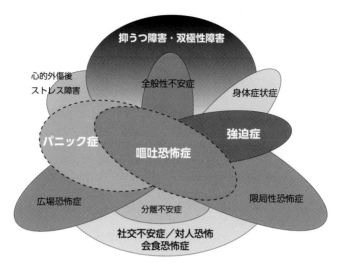

図 1-5　本病態と他の精神疾患との親和性

は吐き気ですが，慢性化するとパニック発作の頻度は減り，やがて吐き
気を主体とした非発作性愁訴（残遺症状）の形態をとることが多い傾向
がうかがわれました。

　タイプⅢは，幼小児期からの恐怖症体質のほかに，成育歴や対人関係
が大きく関与していると思われます。嘔吐恐怖症の発症は幼少期から学
童期と早く，同時に羞恥心，対人恐怖，他者からの拒絶に対する怖れを
抱くことが多かったのです。また，嘔吐時あるいは吐き気を感じた際の
他者との関係を心的外傷体験と認知している例も多いのが特徴的です。
タイプⅢは，発病年齢および罹患期間ともに前述の Lipsitz, J.D. ら[1]の
報告と非常に近似しており，真正の嘔吐恐怖症であると考えてよいで
しょう。それが後年，パニック症を発症したものであり，限局性恐怖症
の要素とパニック症の要素を併せ持つ典型例と言えるでしょう。私たち
の研究のまとめを表 1-17，表 1-18 に示しました。

20

表 1-17　私たちの研究のまとめ①

・当院に 2007 年 1 月 1 日から 2008 年 3 月 31 日まで通院したパニック症患者
　434 名のうち，嘔吐恐怖症を併発した患者は 38 名（8.76%）であった。
・性別：男性 5 名，女性 33 名（86.8%），年齢：20 歳代〜 30 歳代が 31 名と
　最多であった（平均 33.9 歳）。
・嘔吐恐怖症は早期に発症するが，パニック症を併発するまで受診しないことが
　推測される。若い女性が症例の大半を占め，妊娠・出産への影響も大きい。

表 1-18　私たちの研究のまとめ②

・パニック症に対して有効な薬物に SSRI があるが，副作用の 1 つであ
　る嘔気に抵抗が強く，導入できない症例も多い。これが併発例を重症
　化・遷延化させる要因の 1 つであると思われる。
・発症要因に応じたサブタイプがあることが示唆され，タイプに応じた
　介入を工夫する必要がある。

Ⅲ．治療総論

（1）嘔吐恐怖症における治療アプローチの概要（図 1-6）

　嘔吐恐怖症における治療の大前提は患者さんへの心理教育です。長年
にわたって診断がつかず否定的認知，自己肯定感の低さを抱えている方
には病態をしっかりと説明します。不安・緊張のレベルも高い状態にあ
るため漸進的筋弛緩法などリラクセーションも重要です。この際に大切
なことは，はじめから嘔吐恐怖症に関する特定の問題に焦点を当てるの
ではなく，根底にある否定的な信念や社会的評価への恐れを修正する必
要があります。そのためには，かなり慎重に時間をかけて支持的精神療
法を行う必要があります。

　次のステップとして，認知療法的アプローチを行っていく必要があり
ます。つまり，否定的な自動思考を特定し，それらをより合理的な思考
パターンに置き換えることが含まれます。最終的には，曝露療法を含む
行動療法を段階的に行っていきます。曝露療法は in vivo 曝露（実生活
内曝露：現実曝露ともいう。現実の刺激を用いて行われる曝露。以下
"in vivo" といいます）とバーチャルリアリティー（仮想現実。Virtual

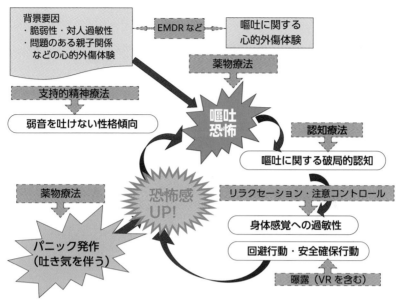

図1-6　嘔吐恐怖症における治療アプローチの概要
EMDR：Eye Movement Desensitization and Reprocessing（眼球運動による脱感作と再処理），VR：Virtual Reality（バーチャルリアリティー，仮想現実）

Reality：VR）曝露があります。詳細は後述の第4章（認知行動療法編）と第5章（VR曝露編）で詳しく説明いたします。

　前述したタイプⅢのような病態の方は，幼小児期からの恐怖症体質のほかに，成育歴や対人関係が大きく関与しています。同時に差恥心，対人恐怖，他者からの拒絶に対する怖れを抱くことが多く，嘔吐時あるいは吐き気を感じた際の他者との関係を心的外傷体験と認知している例も多いのが特徴的です。トラウマテックなエピソードにはトラウマ焦点化療法，たとえば眼球運動による脱感作と再処理（Eye Movement Desensitization and Reprocessing：EMDR）などの導入も検討する必要があります。

22

表 1-19　嘔吐恐怖症に対する薬物処方例

(1) 吐き気の予防
　　metoclopramide 10 〜 30mg/日あるいは domperidone 10 〜 30mg/日
(2) 食欲の低下・体重減少が著しい場合
　　上記（1）の処方に sulpiride 150 〜 300mg/日を追加する。
(3) 不安・焦燥感が持続する場合
　　不安感：ethyl loflazepate 2mg/日
　　焦燥感：olanzapine 2.5 〜 5mg /日
(4) 状況依存性のパニック発作を伴う場合
　　予防的に alprazolam 0.4 〜 0.8mg, lorazepam 0.5 〜 1.0mg などを頓用。
(5) うつ病を併発する場合
　　mirtazapine 30 〜 45mg/日 , escitalopram 10 〜 20mg/日 ,
　　mianserin 10 〜 30mg/日のいずれか 1 剤を追加処方する。
(6) 小児への薬物療法
　　sulpiride 50 〜 150mg/日を基本に，clotiazepam 5mg などを頓服

（2）薬物療法

　嘔吐恐怖症に対して保険適応のある薬剤はありません。しかし，悪心・嘔吐が出現しやすい方には制吐作用のある薬剤を，不安・緊張が強い方には抗不安薬を，うつ病や PTSD，社交不安症を合併している方には SSRI を使用することが多いのが現状です。ノルアドレナリン作動性・特異的セロトニン作動性抗うつ薬（Noradrenergic and Specific Serotonergic Antidepressant：NaSSA）である mirtazapine は抗うつ作用・抗不安作用のほか食欲増進・制吐作用もある薬剤ですので嘔吐恐怖症の患者さんに服用していただく頻度の高い薬剤です。

　いずれにせよ，嘔吐恐怖症は薬物療法のみで完治することはまずありません。前述した認知行動療法を含む精神療法を充分に施行したうえで，嘔吐恐怖症と併発する疾患や症状に対し薬剤を有機的に組み合わせることが必要です。処方頻度の高い薬剤と処方例を表 1-19 に列記しました。

【引用文献】

1) Lipsitz, J.D., Fyer, A.J., Paterniti, A. et al.: Emetophobia: preliminary results of an internet survey. Depress Anxiety, 14: 149-52, 2001.

2) Veale, D. and Lambrou, C.: The psychopathology of vomit phobia. Behav. Cogn. Psychother., 34: 139-50, 2006.

3) Overveld, M., Jong, P.J., Peters, M.L. et al.: An internet-based study on the relation between disgust sensitivity and emetophobia. J. Anxiety Disord., 22: 524-31, 2008.

4) American Psychiatric Association : Diagnostic and Statistical Manual of Mental Disorders, 5th ed.(DSM-5). American Psychiatric Publishing, Arlington, 2013.（日本精神神経学会日本語版用語監修，髙橋三郎，大野裕監訳：DSM-5 精神疾患の診断・統計マニュアル．医学書院，東京，2014.）

5) 笠原俊彦：対人恐怖と社会不安障害―診断と治療の指針―．金剛出版，東京，2005.

6) Davidson, A.L., Boyle, C. and Lauchlan, F.: Scared to lose control? General and health locus of control in females with a phobia of vomiting. J. Clin. Psychol., 64: 30-9, 2008.

7) Boschen, M.J.: Reconceptualizing emetophobia: a cognitive behavioral formulation and research agenda. J. Anxiety Disord., 21: 407-19, 2007.

8) Lelliott, P., McNamee, G. and Marks, I.: Features of agora-, social, and related phobias and validation of the diagnosis. J. Anxiety Dis., 5: 312-22, 1991.

9) Himle, J.A., Crystal, D., Curtis, G.C. et al.: Mode of onset in simple phobia subtypes: further evidence for heterogeneity. Psychiatry Res., 36: 37-43, 1991.

【参考文献】

野呂浩史，荒川和歌子ほか：嘔吐恐怖症を併発したパニック症患者の検討．日本心療内科学会誌，13: 10-15, 2009.

野呂浩史，荒川和歌子ほか：嘔吐恐怖症を併発したパニック症患者の病態と治療．分子精神医学，10: 70-73, 2010.

野呂浩史，荒川和歌子：社交不安障害と嘔吐恐怖症を併発したうつ病に mirtazapine が有効であった 1 例．臨床精神薬理，14: 1247-1253, 2011.

野呂浩史，荒川和歌子：約半年間で著明な改善を認めた嘔吐恐怖症の男児例．精神医学，53: 875-879, 2011.

貝谷久宣（監修），野呂浩史（編）：嘔吐恐怖症：基礎から臨床まで．金剛出版，東京，2013.

野呂浩史，荒川和歌子：児童期における嘔吐恐怖症の特徴と治療．最新精神医学，19: 73-82, 2014.

第2章
会食恐怖症の臨床
―病態と治療―

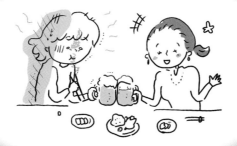

本章では，会食恐怖症（Fear of Dining Together あるいは Fear of Eating in Front of Others）の病態，特に社交不安症と対人恐怖症との関わり，治療の総論について解説いたします。

Ⅰ．会食恐怖症とはどのような病気？

DSM-5[1)]では，会食恐怖症を社交不安症の定型例とみなし，その診断的特徴は「人前で食べること，飲むことを避けることがあるが，それは自分の手が震えているのを他人に見られて恥ずかしい思いをすることに対する恐怖のためである」と記述されています（表2-1）。

日本では従来，対人関係に苦痛を感じる状態を総称して対人恐怖症（Anthropophobia）と呼んできました。対人恐怖症は，人見知りの程度から妄想性障害に至るまで，軽症型から重症型にわたる幅広い概念です。ICD-10[2)]では，社会恐怖（Social Phobia）の中ではなく文化特異性障害の1つとして対人恐怖症を分類しているのです。対人恐怖症は「Taijin Kyofusho」という用語があるほど日本特有の症候群とされています。日本の文化的特異性を背景とし，「他者に不快感を与えるのではないか」，「他者に嫌われるのではないか」という対人関係を重視する「他者配慮的」な思考パターンがその特徴として挙げられるでしょう（表2-2，図2-1）。

対人恐怖症には，「恥の文化」と形容されることもある，他人や世間の目を気にする日本の文化的背景が関係していると考えられてきました。実際に，DSM-5[1)]においても対人恐怖症を「文化症候群」と位置づけています。文化症候群とは，特定の文化的集団や共同体などにおかれた人々に同時発生する傾向のある症状のことです。しかし最近の研究では，対人恐怖症に似た症状はアメリカなどの他の国にも存在することがわかっています。「Taijin Kyofusho」とローマ字表記の日本語で記載されています。近年では，対人恐怖症は社交不安症に含まれると考えられています。

表 2-1　社交不安症（DSM-5）[1]

A. 他者の注視を浴びる可能性のある 1 つ以上の社交場面に対する，著しい恐怖または不安。例として，社交的なやりとり（例：雑談すること，よく知らない人に会うこと），見られること（例：食べたり飲んだりすること），他者の前でなんらかの動作をすること（例：談話をすること）が含まれる。
　　注：子どもの場合，その不安は成人との交流だけでなく，仲間達との状況でも起きるものでなければならない。

B. その人は，ある振る舞いをするか，または不安症状を見せることが，否定的な評価を受けることになると恐れている（すなわち，恥をかいたり恥ずかしい思いをするだろう，拒絶されたり，他者の迷惑になるだろう）。

C. その社交的状況はほとんど常に恐怖または不安を誘発する。
　　注：子どもの場合，泣く，かんしゃく，凍りつく，まといつく，縮みあがる，または，社交的状況で話せないという形で，その恐怖または不安が表現されることがある。

D. その社交的状況は回避され，または，強い恐怖または不安を感じながら耐え忍ばれる。

E. その恐怖または不安は，その社交的状況がもたらす現実の危険や，その社会文化的背景に釣り合わない。

F. その恐怖，不安，または回避は持続的であり，典型的には 6 ヵ月以上続く。

G. その恐怖，不安，または回避は，臨床的に意味のある苦痛，または社会的，職業的，または他の重要な領域における機能の障害を引き起こしている。

H. その恐怖，不安，または回避は，物質（例：乱用薬物，医薬品）または他の医学的疾患の生理学的作用によるものではない。

I. その恐怖，不安，または回避は，パニック症，醜形恐怖症，自閉スペクトラム症といった他の精神疾患の症状では，うまく説明されない。

J. 他の医学的疾患（例：パーキンソン病，肥満，熱傷や負傷による醜形）が存在している場合，その恐怖，不安，または回避は，明らかに医学的疾患とは無関係または過剰である。

▷該当すれば特定せよ
　パフォーマンス限局型：その恐怖が公衆の面前で話したり動作をしたりすることに限定されている場合

表 2-2　DSM-5 における対人恐怖症（Taijin Kyofusho）の定義

・社会的交流において，自己の外見や動作が他者に対して不適切または不快であるという思考，感情，または確信によって，対人状況についての不安および回避が特徴である文化症候群である。
・「対人恐怖症」は，DSM-5 における社交不安症よりもより広い構成概念である。

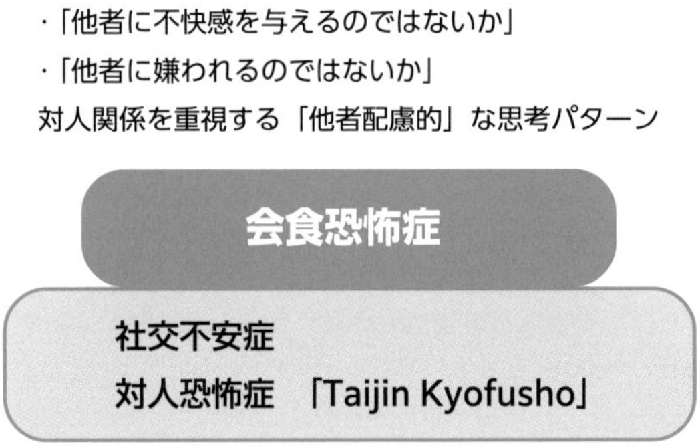

・「他者に不快感を与えるのではないか」
・「他者に嫌われるのではないか」
対人関係を重視する「他者配慮的」な思考パターン

会食恐怖症

社交不安症
対人恐怖症　「Taijin Kyofusho」

図 2-1　会食恐怖症の思考パターン

　対人恐怖症という概念と社交不安症には，以下のような違いがあるとされています。

（1）社交不安症：他人に注目される場面で，恥ずかしい思いをすることへの不安
（2）対人恐怖症：「自分が他人を不快にさせていないか」についての不安

　さて，会食恐怖症は社交不安症と対人恐怖症の 2 つのベクトルを常に念頭において患者さんの病理を検討する必要があります（図 2-2）。前者は，他者と食事をする場面で，常に自分の表情，特に発汗，赤面を含む身体症状と食事を楽しむことができない状況が同席者に注目され心配

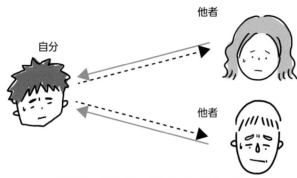

- 社交不安症：他人に注目される場面で、恥ずかしい思いをすることへの不安
- 対人恐怖症：「自分が他人を不快にさせていないか」についての不安

他者

自分

他者

図 2-2　対人恐怖症と社交不安症の違い

されることへの不安です。後者は，食事中，顔色が悪く食事を中座したら同席者に不快な思いをさせるであろうという加害的な思いです。会食恐怖症の患者さんはこれら 2 つのベクトルが交差しあい，経験したことのない人間には理解しがたい強烈な恐怖心に襲われるのです。

Ⅱ．もう少し具体的に会食恐怖症を説明すると……

（1）会食恐怖症の特徴とは？

　誰かと一緒に食事をすることに対して，強い不安感・緊張感を抱えた恐怖症です。このような強い不安感・緊張感によって，会食恐怖症の方は以下の 2 つを選択することになります。1 つ目はこれらの状況に大きな不快感を持って耐えること，要はひたすら我慢するのです。もう 1 つは，他人との会食場面を回避することです。

　回避は，一時的には安心感をもたらしますが，長期的には他人の前での飲食が難しくなるだけではなくさまざまなコミュニケーションへの支障，自己肯定感の低下という悪循環を生み出します。回避は具体的に他人か

らの招待を断り，他人とともに食事をする必要のない状況を選択し一層，他人と食事をともにすることができないという悪循環を生みだします。治療的な介入がなければ自然に消失するということはまずなく，悪循環は確実に強化されていきます。結果として，対人関係や仕事や学業などの社会生活ならびに日常生活にも支障が出てしまうことになります。

　この恐怖の根底にあるのは，他人から否定的に評価されることへの恐れです。前述した「他者に不快感を与えるのではないか」，「他者に嫌われるのではないか」という対人関係を重視する「他者配慮的」な思考パターンが会食恐怖症の中核的な病理といえましょう。

（2）摂食障害との違い

　会食恐怖症の鑑別診断として摂食障害が挙げられます。どちらも思春期に発症し，人前で食事をとることを回避する傾向は似ています。しかし，摂食障害の精神病理の中核はやせ願望，自己体型認知の障害（やせていることを認知できない），気分に対する体重や体型の過度の影響（わずかな体重増加により絶望するなど体重への過度のこだわり），身体感覚認知の障害（低血糖・貧血・徐脈・低体温などの重篤感を認知できず活動性が維持される）などが中心です。主な症状は，拒食や過食，体重のコントロールを目的とした繰り返す排出行動です。要するに，体重や体型についての認識の障害，自己評価が体重や体型に過度に影響を受けている病態ですので，会食恐怖症の精神病理とは異なることがおわかりいただけると思います。

（3）会食恐怖症発症のきっかけ （表2-3）

　会食恐怖症は社交不安症の一部としてみなされていますが，心療内科・神経科 赤坂クリニックの貝谷久宣先生は症状が出るきっかけとして，次のような3種類のパターンを挙げておられます[3]。

①社交不安症（対人恐怖）によるもの

　音を出す，マナーが悪い，お腹がいっぱいで全部食べることがで

きない，食事をこぼすことなどで，相手に不快な思いをさせてし
まうのではないかということを恐れてしまう状態です。結果的に，
相手から失礼な奴だなどと変に思われてしまうこと，相手からの
評価を気にしてしまうことで不安感が出てきます。

② パニック症（あるいは広場恐怖症）によるもの

食事中，もし自分の体調が辛くなった時に，中断してすぐ席を立
つことが相手にとって失礼になるのではないかと感じる状態です。
物理的な束縛ではなく，人間関係における束縛が存在しており，
「そこからすぐに逃げ出しづらい状態」となることで，不安感が出
てきます。

③ 嘔吐恐怖症によるもの

自分が吐いてしまうことを恐れており，十分に食事ができない，
食事場面を恐れてしまう状態です。相手が吐くことを恐れる場合
もあります。

　以上の3つのパターンは，一見「会食恐怖」として同じ症状に見えま
すが，その根底に存在する恐怖の種類は多少違います。したがって，こ
のあたりをしっかり見定めていくことは大切です。

　さらに，原因の1つとして，幼小児期に食事を残さないよう厳しく言
われたり，「完食指導や周りからの完食強要」などが発症のきっかけに
なることも多いのです。

　会食恐怖症の方は社交不安症傾向が強い人が多く，他人と食事中に絶
えず相手の視線や言動を意識し，相手に不快な思いをさせていないか考
えてしまいます。会食恐怖症というと結婚式や宴会など多人数での食事
における不安，緊張を連想します。しかし，"Fear of Dining Together
あるいは Fear of Eating in Front of Others" という言葉通り，食事を
する場所の規模，人数に関わらず，食事に際して自分以外の誰かがいる
状況であれば会食恐怖症は起こりえます。例えば，ラーメン屋のカウン
ター越しに店員がいても不安，緊張が生じる方も多数います。この場合
は，店員に自分の食事の状況（食べるのが遅い，マナーなど）を見られ

表 2-3　会食恐怖症出現のきっかけ（3 つのパターン）

① 社交不安症（対人恐怖）によるもの

満腹で食事をすべて食べることができない，顔色が悪くなり相手に不快な思いをさせてしまうのではないかということを恐れてしまう状態。

結果的に，相手から自分の体調や食事の好みを心配されてしまう。

相手からの評価を気にしてしまうことで不安・恐怖感が生じる。

② パニック症（あるいは広場恐怖症）によるもの

食事中，もしパニック発作が起きたり，体調不良で中座したくともすぐ席を立つことが相手にとって失礼になるのではないかと感じる状態。物理的な束縛ではなく，人間関係における束縛が存在しており，「そこからすぐに逃げ出しづらい状態」となることで，不安感が出現。

③ 嘔吐恐怖症によるもの

自分が吐いてしまうことや相手が吐くことを恐れ，十分に食事ができない。

嘔吐を常に心配し，食事場面を恐れてしまう状態。

ている，食べ残したら店員に叱られるのではないかと常に緊張状態にあるのです。

（4）会食恐怖症に影響を与える要因（表 2-4）

① 場所：自宅か外食か？　会食恐怖症は自宅でも起きます。私が診察しているある患者さんは夫と対面で食事ができません。互いにTV をみて食事をとって決して視線を合わせることはありません。外食の場合は食事をする場所の環境（個室かオープンスペースか），混雑の度合いの影響も受けます。他人の前で飲食しなければならないあらゆる状況で恐怖を感じる人もいれば，正式な宴会やディナーパーティーなどの特定の状況を恐れる人もいます。混雑したレストランにいると，仲間が少ない静かな場所で食事をする場合に比べて，恐怖を感じる人もいます。

会食恐怖症の方にとって，不安のレベルはその食べ物を食べるのがどれほど難しいかに比例してエスカレートします。ファストフードは通常，最も恐怖惹起が少ない状況です。サラダ，スープ，ソース付きなど食べる順番の定められたコース料理などの飲食は，通

表 2-4　会食恐怖症に影響を与える要因（3 つの要因）

① 場所
　自宅か外食か？　会食恐怖症は自宅でも起きうる。外食の場合は食事をする場所の環境（個室かオープンスペースか），混雑の度合いの影響も受ける。

② 食事相手
　一番大きい要因は誰と食事をするかである。会社の偉い上司，幼馴染，初対面の方など相手によって不安の度合いも変化する。食事をともにする人数も要因の 1 つ。注意しなければいけないのは，知人だから必ずしも安心して食事ができるわけでない場合があること。互いに良く知っているから安心して食事がとれる場合がある反面，良く知っている友人だからこそ食事中に不安が強まり，中座などして相手に不快な思いをさせてしまうかもと考えてしまう場合も多い。

③ 身体症状
　会食恐怖症の方は，食事前から予期不安が強いことが多い。その不安は吐き気，動悸，喉の詰まり感，腹痛を伴い一層，食事をすることに困難を感じさせる。

常，最も強い恐怖を引き起こします。飲み物単独は通常，恐怖のレベルに与える影響が少ないと言えるでしょう。

② 相手：一番大きい要因は誰と食事をするかでしょう。会社の偉い上司，幼馴染，初対面の方など相手によって不安の度合いも変化します。食事をともにする人数も要因の 1 つです。ここで注意しなければいけないのは，知人だから必ずしも安心して食事ができるわけでない場合があることです。互いに良く知っているから安心して食事がとれる場合がある反面，良く知っている友人だからこそ食事中に不安が強まり，中座などして相手に不快な思いをさせてしまうかもと考えてしまう方も数多くいます。

③ 身体症状：会食恐怖症の方は，食事前から予期不安（何らかの良くない物事が起きること，あるいは自分がその物事をすることなどを想像して，不安感を覚える症状を意味する語。特に，一度強い恐怖心などを経験した時と同じ状況に対して予期不安を覚えることが多いといわれる）が強い方が多いです。その不安は吐き気，動悸，喉の詰まり感，腹痛を伴い一層，食事をすることに困難を感じます。

Ⅲ．会食恐怖症をトラウマの視点から考える

　会食恐怖症の発症は社交不安症と同様，思春期に多いのが特徴です。背景に幼少期の親や教師からの叱責，完食指導，友人と楽しく食事がとれない自己肯定感の低さなどが挙げられます。彼らに共通して言えるのは「人前での食事に強い不安や恐怖を感じる」ことが「死にたくなるほど辛い」と思っていることです。経験したことのない人には理解しがたく，その苦しみを親や親友，夫婦間でも打ち明けられない方が多数いるのです。これらの体験がトラウマとなって成人に至る方が数多くいます。周囲の方も，彼らの苦しみをトラウマ体験として理解してあげることが症状の改善につながると思われます。以上を踏まえて，会食恐怖症の面接のポイントを図 2-3 に記しました。

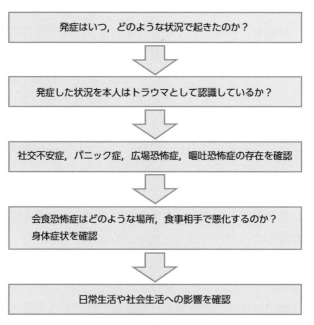

図 2-3　会食恐怖症の面接のポイント

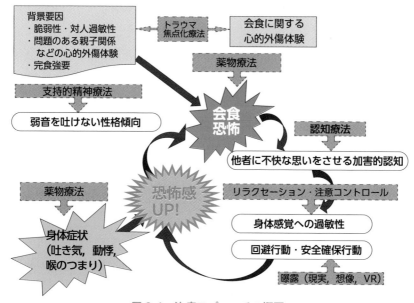

図 2-4　治療アプローチの概要
VR：Virtual Reality（バーチャルリアリティー，仮想現実）

Ⅳ. 治療

（1）会食恐怖症における治療アプローチの概要（図 2-4）

　まず，会食恐怖症の治療に先立ち，他者との飲食に関する特定の問題に焦点を当てるのではなく，根底にある否定的な信念や社会的評価への恐れを修正する必要があります。このためには，かなり慎重に支持的精神療法を行う必要があります。次のステップとして，認知療法的アプローチを行っていく必要があります。つまり，否定的な自動思考を特定し，それらをより合理的な思考パターンに置き換えることが含まれます。さらに，何らかの形の曝露トレーニングを含む行動療法は通常，この認知再構築の実践を補完するでしょう。トラウマティックなエピソードを抱えている方にはトラウマ焦点化療法などの導入も検討する必要があります。

　これらの認知行動療法を中心としたアプローチはすべての会食恐怖症

の方に適応できるとは限りません。上述した他の不安症やうつ病などの気分障害を抱えている方，否定的信念が強く日常生活全般にわたり回避的になっている場合，患者さん自身が薬物療法を希望する場合などは後述する薬物療法をまず行う場合も多いのが現実です。

　つまり，患者さんの状態や希望を考慮し精神療法を主体に，状況によって薬物療法を有機的に組み合わせることが重要です。

（2）薬物療法

　会食恐怖症に対して，処方頻度の高い薬剤と処方例を以下に列記しました。

　ドーパミン受容体拮抗薬（metoclopramide, domperidone, itopride hydrochloride），セロトニン受容体作動薬（mosapride citrate hydrate），SSRI（fluvoxamine, paroxetine, sertraline, escitalopram），NaSSA（mirtazapine）。ベンゾジアゼピン系抗不安薬は予期不安が強い場合は作用時間の長い ethyl loflazepate などを服用し，外食直前には alprazolam, etizolam など即効性のある薬剤を使用することもあります。喉の詰まり感など神経性食道狭窄症には漢方薬である半夏厚朴湯を使用することも多いです。

参考：LSAS-J とは？

　LSAS-J[4] は社交不安症を測定する目的で開発された尺度です。国際的にも広く用いられている社交不安症の標準的な尺度です。さまざまな24の状況に対する「恐怖感／不安感の程度」と「回避の程度」を4段階で答えてもらいます。24の状況は行為状況と社交状況の2種類に分かれており，ランダムに混ざっています。インタビューガイドを用いて，場面設定を被検者に行ってもらい，継続的に評価する方法もよく実施されています。表2-5の緑色の枠の部分，つまり，「3. 公共の場所で食事をする（P）」「4. 人と一緒に公共の場所でお酒（飲み物）を飲む（P）」の2つが会食恐怖症に関係のある項目です。

表 2-5　LSAS-J

P：Performance（行為状況） S：Social interaction（社交状況）	恐怖感 0：まったく感じない 1：少しは感じる 2：はっきりと感じる 3：非常に強く感じる	回避 0：まったく回避しない 1：回避する（確率 1/3 以下） 2：回避する（確率 1/2 程度） 3：回避する（確率 2/3 以上 または 100%）
1. 人前で電話をかける（P）	0　1　2　3	0　1　2　3
2. 少人数のグループ活動に参加する（P）	0　1　2　3	0　1　2　3
3. 公共の場所で食事をする（P）	0　1　2　3	0　1　2　3
4. 人と一緒に公共の場所でお酒（飲み物）を飲む（P）	0　1　2　3	0　1　2　3
5. 権威ある人と話をする（S）	0　1　2　3	0　1　2　3
6. 観衆の前で何か行為をしたり話をする（P）	0　1　2　3	0　1　2　3
7. パーティーに行く（S）	0　1　2　3	0　1　2　3
8. 人に姿を見られながら仕事（勉強）する（P）	0　1　2　3	0　1　2　3
9. 人に見られながら字を書く（P）	0　1　2　3	0　1　2　3
10. あまりよく知らない人に電話をする（S）	0　1　2　3	0　1　2　3
11. あまりよく知らない人達と話し合う（S）	0　1　2　3	0　1　2　3
12. まったく初対面の人と会う（S）	0　1　2　3	0　1　2　3
13. 公衆トイレで用を足す（P）	0　1　2　3	0　1　2　3
14. 他の人達が着席して待っている部屋に入っていく（P）	0　1　2　3	0　1　2　3
15. 人々の注目を浴びる（S）	0　1　2　3	0　1　2　3
16. 会議で意見を言う（P）	0　1　2　3	0　1　2　3
17. 試験を受ける（P）	0　1　2　3	0　1　2　3
18. あまりよく知らない人に不賛成であると言う（S）	0　1　2　3	0　1　2　3
19. あまりよく知らない人と目を合わせる（S）	0　1　2　3	0　1　2　3
20. 仲間の前で報告をする（P）	0　1　2　3	0　1　2　3
21. 誰かを誘おうとする（P）	0　1　2　3	0　1　2　3
22. 店に品物を返品する（S）	0　1　2　3	0　1　2　3
23. パーティーを主催する（S）	0　1　2　3	0　1　2　3
24. 強引なセールスマンの誘いに抵抗する（S）	0　1　2　3	0　1　2　3

【引用文献】

1）American Psychiatric Association : Diagnostic and Statistical Manual of Mental Disorders, 5th ed.（DSM-5）. American Psychiatric Publishing, Arlington, 2013.（日本精神神経学会日本語版用語監修，髙橋三郎，大野裕監訳：DSM-5 精神疾患の診断・統計マニュアル．医学書院，東京，p.550-553, 2014.）

2）World Health Organization : The ICD-10 Classification of Mental and Behavioral Disorders: Clinical description and diagnostic guidelines. WHO, Geneva, 1992.（融道男，中根允文，小見山実監訳：ICD-10 精神および行動の障害―臨床記述と診断ガイドライン―新訂版．医学書院，東京，2005.）

3）医療法人和楽会：会食恐怖症について．（https://fuanclinic.com/waraku-kai_blog/2164/）（2022 年 3 月 13 日閲覧）

4）朝倉聡：社交不安症の診断と評価．不安症研究，7: 4-17, 2015.

第3章

ケース紹介

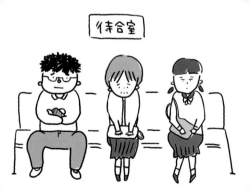

待合室

　本章では，嘔吐恐怖症，会食恐怖症の5名の架空の患者さんについて，初診時の患者さんと医師の問診でのやりとり，ケースの解説，経過と転帰，認知行動療法を担当した臨床心理士と主治医のやりとりをライブ形式で展開いたします。架空の患者さんといっても，当院でお会いする方の代表的パターンをご紹介しております。ケース3，4，5の方については，第4章でも認知行動療法の実際のやりとりをライブ形式でご紹介いたします。

I．ケース1：
嘔吐恐怖症と会食恐怖症を併発しうつ病も併発したケース（24歳女性，Aさん）

（1）Aさんの背景
　成長・生活の歴史：兄弟は3名，そのうち第1子として生まれました。幼少期から思春期にかけて，成長や生活上の問題はありませんでした。学業成績は良好で，大学卒業後現在の会社に入社し，金融関係の仕事に就きました。家庭や職場での人間関係も良好でした。現在，両親と兄弟との5人暮らしです。現在の会社に入社してから2年経ちました。
　これまでにかかった病気・家族の病歴：特記事項はありません。
　性格：真面目で，神経質なところがあります。

（2）初診時の診察場面（医師と患者Aさんとのやりとり）
（※医師の言葉を白色の囲み，Aさんの言葉を緑色の囲みで表す）

Aさん，今日はどのようなことがお困りで来院されましたか？

半年ほど前から，体がだるくて朝起きるのが辛くて会社を休みがちになってきました。ゆううつで，意欲や集中力も低下し今まで興味のあった趣味もやる気が出ません。早朝に目が覚めて熟睡できません。

> そのほかに辛いことはありませんか？

>> 仕事に対する意欲や集中力が落ちて，同僚やお客様と会話するのも億劫になってきました。同僚に食事に誘われても何か怖くて行けません。

> 現在の会社に就職したのは2年前ですが，それまでは特に問題はありませんでしたか？

>> はい。半年ほど前までは特に問題はありませんでした。

> 半年ほど前に何か出来事があったのでしょうか？

>> そうですね。そのころ，居酒屋で数名の同僚と飲酒後，彼らの目の前で嘔吐してしまいました。飲みすぎてしまったのです。それ以降，自分が嘔吐すること，また他の人の前で嘔吐することがものすごく怖くなってしまいました。同僚は私を介抱してくれましたが，たぶん，内心は不快だったと思います。嫌な思いをさせて申し訳なく思っています。

> 半年前にそういう辛い出来事があったのですね。それ以降，何か気になったことはありませんか？

>> はい，それからは，同僚や親友と外食をしようとしても急に食事できなくなりました。また，人の目の前で吐いてしまったらどうしようかと思うと怖くなってしまいました。また，自宅でも家族と食事がとれなくなりました。自分の部屋で1人で食事をとっています。自分の部屋が一番安心できます。もちろん，職場でも同僚と食事はできず，お茶やジュースを自分の机で飲んでいます。外食は全く無理です。

> それから，先ほど述べられたように，体がだるくて朝起きるのが辛くて会社を休みがちになってしまったのでしょうか？

>> はい，その通りです。意欲や集中力の低下のほか知人だけで

なく家族と話すことや会話すること自体が億劫に感じられる
ようになってきました。

それはお辛いですね。今，述べられた症状は悪くなっている
ようですか？

はい。家族とも一緒に会話や食事もとれず，会社も休むこと
が多くなり同僚に申し訳ないと思っています。同時期に，近
所のスーパーのフードコートでソフトドリンクなら大丈夫か
なと思いジュースを一口飲んだところ，強い不安感，激しい
吐き気と動悸および息苦しさに襲われました。家族に介抱さ
れて急いで帰宅しました。それ以降，もう外での飲食は駄目
だと絶望的になりました。

そうですか。それ以外でAさんご自身が感じた変化はあり
ますか？

はい，あります。吐き気や嘔吐に関することに過敏になりま
した。それから，満腹や空腹，外食，油の多い食品，酔っ払
い，飲酒，人混み，公共交通機関などを避けるようになりま
した。嘔吐に対する怖さを和らげるために市販の胃腸薬やミ
ント剤を常に携帯し多量に服用するようになりました。

当院に来院される前に別の診療所を受診されましたか？

先月，食欲不振が続いて半年で体重が10kgも減少したので
胃腸科を受診しました。血液検査および胃カメラ検査では問
題はありませんでした。胃腸科から吐き気止めや胃腸薬を処
方されましたが効果はありませんでした。

Aさんにこれまでお話しいただいた内容をまとめると「半
年前，居酒屋で同僚の前で嘔吐してから，食欲不振が続き体
重が減少した。家族や友人と食事をすることや外食が困難と
なった。無理に食事をとろうとしたり，外食を試みたりする

と強い不安感とともに激しい吐き気と動悸，および息苦しく
なり，怖くて外出ができなくなった。食事は自宅の自室にて
1人で食べている。自室が一番安心できる場所である。ゆう
うつ気分，意欲や集中力の低下，興味や喜びの減退，不眠も
伴い会社に行くのが辛い状況になった」ということですね。

はい，その通りです。

体調が悪くなってから気持ちの面で一番辛い変化は何でしょ
うか？

自分が嘔吐するのも他人の嘔吐を目撃するのも怖いです。し
かし，一番怖いのは，他人の目の前で嘔吐することです。な
ぜなら，自分の嘔吐を目撃した人に嫌な思いをさせて迷惑を
かけるので，自宅でも外でもどんなに仲の良い友人とも食事
ができません。最近は食事以外でも他人に具合が悪い自分の
表情を見られると，変な人間だと思われているのではないか
と心配で仕方ありません。吐き気や食欲低下など自分の具合
の悪さが表情や態度に出ると，相手に嫌な感じを与えて迷惑
をかけているのではないかといつも考えてしまいます。この
ような自分を友人や家族に過度に心配されることも苦痛で
す。最近，周囲の人が自分に対してよそよそしいと感じるの
ですが，これは自分が相手に迷惑をかけているからだと思い
ます。相手に迷惑をかけないためには，1人で自室にて過ご
すのが一番良いと思います。

（3）ケースの解説

診断としては以下の①～③が考えられます。

①**嘔吐恐怖症**：自分が吐いてしまうことや他者が吐くことを過度に
恐れており，十分に食事ができない，食事場面を恐れてしまう状態。

②**会食恐怖症**：嘔吐恐怖症が根底にあり，嘔吐など不快な症状で相
手に不快な思いをさせてしまうのではないかと恐れてしまう状態。結果

的に，相手から失礼な奴だなどと変に思われてしまうこと，相手からの評価を気にしてしまうことで不安感が出てきます。

③ 嘔吐恐怖症と会食恐怖症を併発したうつ病

（4）Aさんのその後

　初診時，本人に上記診断を告知し，病態を説明しました。まず，うつ状態が強いことから休職して療養することになりました。さらに薬物療法の必要性を説明し，理解と同意を得ました。著しい体重減少と食欲不振を伴う抑うつ状態に対して sulpiride という抗うつ作用と制吐作用を有する薬剤を 150mg/日，不安緊張感と不眠に対しては長時間作用型抗不安薬である ethyl loflazepate を 2mg/日定期処方としました。不安緊張時の頓服として短時間作用型の抗不安薬である alprazolam 0.4mg を処方しました。初診から 1 か月後には嘔吐恐怖症，会食恐怖症およびうつ病ともに改善しつつありましたが，依然として食事は自室でとり，他者との接触も避けていました。外出前に alprazolam を 0.4mg 頓用することで近所への外出はかろうじて可能となりました。外出前には体調不良時に駆け込める場所やトイレの有無を必ず確認していました。

　この時期に臨床心理士による認知行動療法を導入しました。まず，不安が身体症状を惹起するメカニズム，不安が時間の経過とともにどのように変化するかなどについての心理教育を行いました。特に，不安の身体症状の一部に吐き気があること，そしてそれ単独では必ずしも嘔吐に直結しないことを明確に伝えました。初診から 2 か月後ころから，体調は少しずつ回復し，自室から出て居間にて 1 人で食事をすることが可能となりました。同時に外食も短時間で飲み物だけならば可能となりました。初診前に比べて家族を意識しないで過ごせるようになり，自宅において家族と一緒に食事をとれるようになりました。ただし，嘔吐恐怖症は残存しており，満腹や空腹，外食，油の多い食品，飲酒，人混み，公共交通機関を常に避けていました。認知行動療法では，生活場面における回避行動，安全確保行動を特定し，日常場面での行動療法（曝露療

法）を開始しました。まずは，嘔吐恐怖に伴う不安発作に対する恐怖を
ターゲットとし，次に嘔吐することそのものに対する恐怖に破局的認知
を特定しつつ向き合っていきました。

　初診から 3 か月後ころから食欲が増大し嘔吐恐怖症も改善傾向にあっ
たことから，sulpiride を減量しました。同時期には外出の機会が増え，
公共交通機関に挑戦する気持ちが出てきたため，ethyl loflazepate を
1mg に減量しました。次第に，バスや地下鉄を利用することが可能と
なり，外食も知人同伴で短時間ならば飲み物のみ可能となりました。初
診から 4 か月後ころから，人の多いレストランでの飲食は不可能であっ
たものの，ファストフード店での飲食は可能となりました。同時に，多
少の満腹感に耐えられるようになり，家族や知人と食事をとることの不
安は治療開始時に比べてかなり軽減してきました。さらに，他者に具合
が悪い自分の表情を見られることの恐怖心も軽減してきました。睡眠障
害が改善し，うつ病も軽症化したため，職場復帰訓練を経て初診から 4
か月後には復職しました。Sulpiride と ethyl loflazepate を中止し，外
出前や外食前，公共交通機関乗車前の予期不安が強い時のみ，etizolam
0.5 〜 1.0mg を頓用しています。カウンセリングでは，他者からのネガ
ティブな評価に対する恐怖について話し合うことが多くなってきまし
た。

（5）ケース 1 について討論（医師と臨床心理士とのやりとり）

医師　：それでは，嘔吐恐怖症と会食恐怖症を併発した A さんのケース
　　　　について一緒に考えていきましょうか。このケースは発症当初
　　　　からかなり抑うつ状態が強く，よく話を聞いてみると，嘔吐恐
　　　　怖症，会食恐怖症が併発していたという例です。

心理士：この方は不安発作がありますよね。強い不安感，激しい動悸，
　　　　息苦しさに襲われたと。パニック発作と考えていいですかね。

医師　：それは，パニック発作と考えていいですね。ただし，パニック
　　　　症と違うところは晴天の霹靂のように発作が起きるのではなく，

　　　本当にＡさんにとって恐怖心が強くなる状況に依存した形で発作が起きるという感じですね。

心理士：その場合は状況依存性のパニック発作と呼んでいいのでしょうか？

医師　：はい，厳密にはパニック症のパニック発作ではなく，状況依存性のパニック発作であると思います。

心理士：状況依存性のパニック発作ですね。

医師　：そういうふうに考えてよいと思いますよ。こういうパターンは結構多いですよ。初めは，抑うつ状態が強い状態で来院されますが，よく聞いてみると実は恐怖症があった例というのは結構ありますよね。

心理士：Ａさんは，不安症，恐怖症がベースにあって，それが二次的に抑うつ状態に発展しているというか，抑うつ状態が併発してきているというケースですよね。

医師　：そうです。

心理士：抑うつ状態だけ見ていると，それに対する薬物療法だけ行ってもなかなか治療が難しいケースが多いのでしょうか？

医師　：そうですね。だから，私たち臨床家としては，うつ病という気分症で来院された方の背景というか，ベースに不安症，特に今回の場合は恐怖症を抱えているかどうかということをいかに聞き出すかということが非常に大事だと思われます。

心理士：初めにしっかり，恐怖症を抱えている可能性を含めてアセスメントするということが大事だと思いました。先生の印象では，例えばうつ病が良くなった後に，ベースにあった不安症，行動の問題とかが顕在化するケースも結構ありますか？

医師　：そういうケースが結構多いです。ですから，ご本人はうつ病という認識で来院されますので，抑うつ以外の症状を最初には言わない場合がほとんどです。抑うつ状態の背景にあるものは何かということを常に念頭におくことが重要ですね。

　　　　Ａさんは，来院までの経緯を見ても一見順調に来ていますよね。しかし，半年前から抑うつ状態が強くなってきています。

　　　　順調な経過をたどってきた方が，こういうふうに半年前から抑
　　　うつ状態になった。それには何か原因があるのか。原因がない
　　　場合もあるし，ある場合もあるでしょうけれども。
　　　　　半年前に何か心当たりがあったかというのはＡさんから聞き
　　　出したことですね。要は同僚の前で，居酒屋さんで嘔吐してし
　　　まったということ，それがＡさんの経過の始まりなんですね。
心理士：Ａさんの場合は，嘔吐恐怖症がもともと幼少期からあったわけ
　　　　ではなさそうですね。
医師　：そうですね。Ａさんは，半年前居酒屋さんで複数の同僚の前で
　　　　嘔吐したこと，完全にこれが原点ですね。
心理士：会食恐怖症，Ａさんの場合は吐いてしまうことへの恐怖がベー
　　　　スとなっていますね。
医師　：そうですね。第2章でも述べたように，会食恐怖症というのは
　　　　社交不安症，パニック症，嘔吐恐怖症がベースになっている場
　　　　合がほとんどです。Ａさんは明らかに嘔吐恐怖症がベースになっ
　　　　ていると思われます。そして，嘔吐恐怖症は会食恐怖症も非常
　　　　に併発しやすいので，2つの恐怖症が重なってさらに抑うつ状態
　　　　が悪化したと私は診立てました。
心理士：会食場面で生じる破局的な認知というか，一体何が怖いのかと
　　　　いうか，最悪のイメージなどをしっかり丁寧に聞くことは大事
　　　　なことだと思いました。
医師　：そうですね。
心理士：つまり食べられない，完食できないことが怖いという会食恐怖
　　　　症の方もいますし，吐くのが怖いという方もいます。ですから，
　　　　同じ会食恐怖症の様相でもベースに何があるかということ，Ａ
　　　　さんのイメージや認知の特徴を特定しないとクリアにならない
　　　　かなという感じはあります。さて，Ａさんの治療アプローチに
　　　　関してはいかがでしょうか？
医師　：Ａさんは抑うつ状態で休職するぐらいですから，薬物療法は大
　　　　事ですね。さらに，身体症状としても著しい体重減少とか食欲
　　　　不振を伴っていました。したがって，まず，薬物療法で抑うつ

48

状態を少しでも軽減して，いわゆる体調を良くしてあげるということですね。そのために養生していただくという形になります。

　そして，体調が良くなってはじめて認知行動療法を導入していきます。ここは大事なポイントですね。うつ病だから，あるいは恐怖症だからいきなり認知行動療法をはじめるというのは無理な話です。まず，Ａさんの心身の状態を少しでも安定させることです。そうでないととてもカウンセリングを含めて認知行動療法に入っていけません。

心理士：特に曝露療法を伴う行動療法が入ってくるとなると，相当なエネルギーが必要ですよね。治療をしていくためのエネルギーということですね。

医師　：そうですね。Ａさんはそういうふうな感じで曝露療法も順調に進んで，結果的には比較的短期で職場に復帰したという例です。もし，Ａさんに対してうつ病の薬物療法を中心に行い，恐怖症の存在が把握できなかったら，もっと重症化というか，遷延化していた可能性も大いにあったと思います。

心理士：行動制限を含め，不安が改善しないと自信も回復しないですし，そのため抑うつ状態も改善せずに，自己肯定感の低下あるいは自責の念が強くなり，一層，抑うつ状態が悪化するという悪循環に陥る可能性が高いと思われます。

医師　：そうですよね。Ａさんの治療のポイントは，抑うつ状態の背景にある嘔吐恐怖症や会食恐怖症を早めに見つけたこと。そして，タイミングを見計らって認知行動療法を行っていったことが比較的早期の回復に結びついたと思っています。

心理士：認知行動療法に関していうと，先ほどの状況依存性のパニック発作がある方なので，アプローチとしてはそこの恐怖をまずターゲットにして，その次に嘔吐そのものへの恐怖に対する曝露療法，その次に他者からの評価への過敏性にアプローチする必要があると思います。認知行動療法は，ある程度優先順位の高いところから曝露療法を進めたというのが奏効のポイントであっ

たと思いました。

医師　：認知行動療法といってもステップがあると思いますけれども，
　　　　初めは心理教育やリラクセーションが挙げられます。その次の
　　　　ステップとしてはどのような展開になるでしょうか？

心理士：会食恐怖症，嘔吐恐怖症に関連する行動療法においては，基本
　　　　的には曝露療法の準備が先ですね。

医師　：具体的には？

心理士：まず，自覚的障害尺度（Subjective Units of Disturbance Scale：
　　　　SUDs。以下 SUDs とする）をつけていただき不安階層表を作る
　　　　ことです。そうすると自ずとどこから行動療法をしていこうか，
　　　　どんな方法でという話になりますので，それをまず先にやりま
　　　　す。そして，あまりにも SUDs の高過ぎない，かつ，前進が見
　　　　込まれるところがまずは目標になるわけです。そうすると曝露
　　　　療法を進める中で必ず認知の問題が出てくるのです。曝露療法
　　　　がうまく行った場合，つまりうまく行動を達成できた場合も，
　　　　そうでなかった場合も，"その時どんなことを考えていたか" な
　　　　どです。私の場合は割と曝露療法，行動療法を進める中で認知
　　　　療法的なことが絡んでくることが多いと感じています。

医師　：そうしたら，まず，認知療法と行動療法は同時並行という形な
　　　　んでしょうか？

心理士：基本はそうだと思います。認知療法と行動療法は絡み合ってい
　　　　ると思います。

医師　：初めから第一段階で心理教育，認知の修正などが終わって曝露
　　　　療法に入っていくというよりも，患者さんの状況を見ながら認
　　　　知療法と行動療法を同時並行で進めていくと考えたほうが良い
　　　　ということですね。

心理士：心理教育とリラクセーションは基本的に最初の部分というか，
　　　　先行するとは思います。しかし，行動療法，曝露療法と認知療
　　　　法に関しては相互に行き来して，相互作用で良くなっていくと
　　　　思います。そこは，同時並行と考えても良いと思います。ただ，
　　　　セラピストによってまず認知を特定する場合もあるでしょうし，

私のように曝露療法の準備を先にするという方もいるかもしれないですね。

医師　：わかりました。

Ⅱ．ケース2：嘔吐恐怖症の男児例（12歳，B君）

（1）B君の背景

成長・生活の歴史：兄弟は2名，そのうち第1子として生まれました。正常分娩で始歩，始語にはともに問題はありませんでした。幼少期から現在まで言語，身体発達の遅れは認められません。家庭内外の人間関係は良好で，勉強や運動も得意で，学校や部活動では責任感が強くリーダー的存在でした。現在は両親と弟の4人暮らしです。

性格：完璧主義で努力家です。

（2）初診時の診察場面（医師と患者B君と母親とのやりとり）

（※主治医の言葉を白色の囲み，B君と母親の言葉を緑色の囲みで表す）

> B君，今日はどのようなことがお困りで来院されましたか？

> > B君（うつむいて答えず）

> > 母親　先月，サッカーの試合会場に向かうバスの中で嘔吐した同級生を間近で見て大変ショックを受けたようです。それ以来，嘔吐に対して異常なほど恐怖を感じるようになりました。場所を問わず友人の嘔吐場面を思い出し，吐き気を催し泣きだすことも多くなっています。次第に同級生の言動や体調に過敏となり，遅刻や早退が増え不登校になりました。

> B君，それは辛かったですね。今日は頑張ってお母さんと一緒に来たんだね。

50

B君（無言でうなずく）

お母さんから見て，ほかに気になることはありますか？

> 母親　はい，本人は「人の嘔吐場面をいつも思い出す。登校したいけど，学校で吐き気が悪化するのではないかといつも心配している。同級生が嘔吐する場面を見たくない。同級生は励ましてくれるが元気が出ず，登校できない自分がはがゆい」と，いつも言っています。

お母さん，当院に来られる前に小児科など受診されましたか？

> 母親　はい，先週，近所の小児科で吐き気止めを処方されました。でも，吐き気は改善しませんでした。長い時間立っていると，吐き気とふらつきを自覚したため総合病院の小児科も受診しました。血液検査では異常は認められず，自律神経の検査を行いましたが起立性調節障害などもありませんでした。

B君，今はどんな感じかな？

> B君　吐き気がする。

> 母親　吐き気も続いてます。ごはんを食べなくなり，体重が2kgも減ってしまいました。疲れやすくて，朝から横になっています。立つとふらついたりします。昼間，寝ていることが多いので夜は何度も目が覚めて……。最近は夜になると怖くなるみたいで私と一緒に寝ています。甘えることが多くなり，「僕，いつ学校に行けるかなあ」と何度も聞いてきます。

（3）ケースの解説

　診断としては典型的な嘔吐恐怖症に二次的な抑うつ状態が併存した状態と考えられます。行動面の変化として嘔吐恐怖症に起因する回避行動（登校や部活動を含む外出，旅行，人ごみ，公共交通機関，外食，満腹，

空腹），安全確保行動（本人や他者の健康の確認，家族や他者からの保証）を認めていました。認知面の変化として，今までリーダーとして仲間を牽引してきた自分に対する自己評価の低下，自信喪失，他者からの評価や言動に対する過敏性などを認めました。その結果として，一層他者を遠ざけるようになり，不登校が続き，孤立する傾向になっていったと考えられます。家庭では両親への依存が高まり，自分の状態に関する保証を求める機会が多くなったと思われます。

（4）Ｂ君のその後

　まず，Ｂ君と母親に嘔吐恐怖症についてどういう病気かを説明しました。当面，登校は無理せず，定期的な診察と臨床心理士による母子同席面接を始めることを提案しました。さらに，Ｂ君においては不安症状に焦点を置いた治療への動機づけがなされたため，認知行動療法に基づいた介入を実施することにしました。精神的な不安定さと身体症状の持続，嘔吐恐怖症に伴う回避行動および安全確保行動に起因する広範な日常生活機能の低下のほか，12歳という年齢を考慮して，薬物療法も必要と判断しました。薬物の必要性，処方薬の種類と性質，考えられる副作用および処方予定期間を母子に説明し同意を得ました。

　治療経過を以下に記します。

　薬物療法として初診時より制吐作用と抗うつ作用を有するsulpiride を 100mg/日で開始しました。不安増強時に抗不安薬であるclotiazepam 5mg を頓用としました。服用当初は反応に乏しかったため，sulpiride は最大 150mg/日，clotiazepam は最大 15mg/日まで増量して定期服用とし，諸症状は少しずつ改善していきました。夏休み中に症状がさらに改善したため，両方の薬剤とも大幅に減量しました。2学期が始まり，一時的に恐怖感や抑うつ感が悪化したため薬を再度増量した結果，諸症状は少しずつ改善していきました。初診から半年くらいで両薬剤とも定期服用を中止できました。

　薬物療法と並行して2週に一度，母子同席面接を行いました。面接の

中核は認知行動療法とし，リラクセーションや段階的曝露療法を取り入れていくことにしました。最初に心理教育として不安感が身体症状を惹起するメカニズムとそれらに対して呼吸法が重要であると説明しました。呼吸法を行うことにより，自己コントロールが少しずつ可能となり自信がついてきました。B君は自分の症状を理解し共感されることに喜びを感じていました。初診から2週目には短時間，登校可能な日も出てきました。2回目の面接時には，苦痛の度合いを整理するために，自覚的障害尺度（Subjective Units of Disturbance Scale：以下 SUDs とする）の概念を説明し，不安階層表を作成しました。SUDs（単位）は，バス（100），満腹（90），空腹（80），教室（70），他人の家の車（70），牛乳を飲む（60〜70），友人の家で遊ぶ（50〜60），家の車（50），外食（50），給食（40）の順でした。不安階層表をもとに，SUDs が40〜50の外食や給食から挑戦していくことにしました。3週目から，SUDs は全般的に低下していきました。焦らず，計画的に少しずつ負荷を増やしていくことの重要さをB君に伝えました。SUDs という考え方は母子の日常に取り入れられ，B君が嫌だと思うことについて一緒に SUDs を評価することを実践していきました。この時点で抑うつ状態はかなり軽快してきました。夏休み中は，外出の機会が増え自信を取り戻したようでした。2学期が始まると母親の体調不良や両親のB君への対応の足並みの乱れ，服薬の自己中断などが重なりました。その結果，諸症状の軽度の悪化とともに各 SUDs は一時的に上昇しました。諸症状のために，外で思い切り身体を動かすようなストレス発散ができず，家庭内では弟に対する心理的葛藤が強くなった時期もありました。そのため，初診から13週目には，箱庭療法で感情表現を促しました。次第に，B君の身体症状は落ちつき，登校できる日が増えてきました。人ごみや外食など，SUDs の高いものに挑戦し成功体験を重ねていきました。17週目には，B君が抱えている心理的葛藤を言語化できるようになり，不快な身体症状がほぼ消失しました。SUDs は概ね0〜10程度に低下し日常生活，学校での活動にはほぼ支障のない状況となりました。治療開始か

ら 23 週目には，SUDs はほぼ 0 に近くなりました。嘔吐恐怖症やそれに伴う回避行動および安全確保行動もなくなり，家庭内外の人間関係も元通り良好となったため治療は終結しました。

（5）ケース 2 について討論（医師と臨床心理士とのやりとり）

医師 ：B 君は，嘔吐恐怖症の男の子ですね。この子は，発達の問題や身体的な問題は全くなくて，本当に真面目で何事も率先してやるタイプのお子さんでした。B 君の嘔吐恐怖症の発端は，バスの中で嘔吐した同級生を間近で見たショックがかなり大きかった。言葉を変えれば，この子にとっての外傷体験と言ってもいいぐらいのインパクトのあるものだったと思います。

　　　　成人に対する認知行動療法のアプローチと 12 歳ぐらいのお子さんではアプローチに違いはありますか。

心理士：そうですね。大人の場合は逃げずに向き合って乗り越えるというところが結構強いかなとは思います。一方，お子さんの場合だと自分で自分の不安をコントロールする，自分の状態を自分で少し客観的に見るなど，そのあたりが年齢的に難しいところがあります。

　　　　ですので，より若年の患者さんにおいては，どちらかというと“不安をコントロールできる”ということが最初の目標です。自己コントロールを支えていくということにより重点を置いているかなと思います。それは大人の認知行動療法でも重要ではありますが，特に小学校高学年くらいの児童には，自己コントロールを支えていく比重が大きいと思います。したがって，あまり SUDs の高いものに挑戦するよりも，ここなら行けるだろうというより SUDs の低いところから細かく刻んで自信をまずつけてもらうことが重要です。

医師 ：B 君が A さん（ケース 1）と共通しているのは，嘔吐恐怖症がベースにあって，2 次的な抑うつ状態が併存していた点ですね。学校に行けないとか，今までリーダー的な存在だった自分が不登校になって人と会うのも怖くなってしまった。そこまで抑う

つ状態が進んだわけですね。

　かなり食欲も落ちていましたし，抑うつ状態に対しても最低量の薬物は必要だと思いましたので，保護者の同意のもと薬物療法を行いました。

　さて，先ほどの認知行動療法に戻ります。12 歳の男の子であるB君は，基本的には母子同席面接を行っています。母子同席面接は，B君とお母さんとの間に心理士が入っていくわけです。そのあたりの進行のテクニックや，認知行動療法の進め方のポイントがあれば教えてください。

心理士：B君の背景要因として，何でもできる子，つまり，完璧主義であまり弱みを見せない点。次に，頑張り過ぎてしまう傾向があったということもポイントであると思います。そういう中で，自分の体調が思うようにいかない状態を，周りのみんなで支えてあげることが大事です。B君は弱っている状況において，母親がいると，面接場面で少し退行するようなところが見られました。B君は「こんなに辛くてどうすることもできないのだ」と，母親に吐露することができて，母親がそれを受容していました。それを，心理士が場として支える形になります。母子同席面接を行うということは，そういう効果があったのかなと思います。したがって，少し退行しながら進行するという面が，逆にB君にとっては良かった点だったと思います。

　あとは，心理教育などを親御さんとしっかり共有しておくということが重要です。相手は児童ですからなかなかわかりづらい言葉や，一気に情報を提供されても整理し切れないということが多々あります。そこで，親御さんに入っていただいて，特に心理教育，リラクセーションの辺りからしっかり一緒に聞いてもらうことが，家庭におけるその後の曝露療法が非常に順調に進むのに効果があると思いました。児童の年齢，能力によってはもちろんセラピストと 1 対 1 でも駄目ということはないかもしれません。しかし，母子同席面接のメリットとして，支えるみんなが情報を共有し，B君に安心感を与えた点があったので

はないかなと思います。

医師　：B君に対して家庭での課題は，具体的にはどういうものが出され
　　　　たのでしょうか？

心理士：家庭での課題は不安階層表にある課題に沿って行いました。面
　　　　接場面では曝露療法は行いませんでした。B君の場合は，親御さ
　　　　んと一緒に家庭における日常生活の中での行動療法を行うこと
　　　　になります。例えば，B君は気持ち悪くなりそうな油っぽいもの
　　　　や牛乳が苦手でした。したがって，そういったものを家庭の食
　　　　事の場面で少し挑戦してみてもらいました。あとは，外食は多
　　　　かった気がします。どの食べ物，どの場所ならSUDsが適切か
　　　　ということはよくよく話し合ってのことですけれども，外食で
　　　　乗り越えて自信をつけるということが多かったという気がしま
　　　　す。

医師　：わかりました。あと，13週目に箱庭療法を行っていますよね。

心理士：はい。

医師　：具体的な箱庭療法の意義を教えていただきたいと思います。

心理士：そもそも，箱庭を行った時は，やや症状が再燃していた時でし
　　　　た。症状が悪化したために外で思いっきり体を動かすことがな
　　　　かなかできない状態でした。同時に，弟さんとの葛藤が強くなっ
　　　　たのもこの時期です。弟さんに攻撃的になったと思ったら泣き
　　　　出したりと情緒不安定になっていました。その状況を母親が心
　　　　配されていました。B君も感情コントロールが難しい，もどかし
　　　　い状態だったと思います。B君は，自分の状態ももどかしいし，
　　　　自分と対照的に元気にしている弟にも腹が立つ，そういうさま
　　　　ざまな葛藤を背景として箱庭療法につながっていたと思います。
　　　　箱庭には攻撃性や怒りを表現されていて，それを，お母さんと
　　　　セラピストがともに鑑賞しました。やりきれない思いや言葉に
　　　　ならないような思いを箱庭に表現されたのは良かった気がしま
　　　　す。B君は完璧主義なところがあるので，治療を通して "仕方の
　　　　ないこと" に気持ちの折り合いを付けていく，そういう心のし
　　　　なやかさを育て支えることもまた大切だと思いました。

医師　：わかりました。B君のように12歳の児童の場合，ある程度理解力がないと認知行動療法は難しいと思います。B君の場合はしっかり理解をしていただいて，また，親御さんの協力もあって改善したというケースとして考えてよろしいでしょうか？

心理士：そうですね。印象的だったのは，特にSUDsをつけるということが家庭内で習慣化していることでした。面接場面でも，「SUDsって今どれぐらいなの」とか，「それだとまだ高かったかもしれないね」という会話が母親とB君の間でなされていました。B君の理解力と，ご家族に認知行動療法的な視点をしっかり共有してやっていただいたというのがかなり効果的だったケースだと思っています。

医師　：わかりました。ありがとうございました。

Ⅲ．ケース3：
　　会食恐怖症の女性会社員（27歳，Cさん）

（1）Cさんの背景

　成長・生活の歴史：兄弟は2名，そのうち第2子として生まれました。幼少期から思春期にかけて，成長や生活上の問題はありませんでしたが，人に気を遣い過ぎて疲れてしまうような傾向がありました。学業成績は良好で，大学卒業後，コールセンターで勤務しましたが就職と退職を繰り返していました。独身で独り暮らしです。

　これまでにかかった病気・家族の病歴：特記事項はありません。

　性格：やや神経質で人の評価をとても気にするところがあります。

（2）初診時の診察場面（医師と患者Cさんとのやりとり）
（※医師の言葉を白色の囲み，Cさんの言葉を緑色の囲みで表す）

Cさん，今日はどのようなことがお困りで来院されましたか？

私の会社は，昼食を職員全員で食べます。コロナ禍ですので

3か月前から黙食を指示されています。“しーん”とした静かなオフィスで食事を食べると，周りの同僚のごはんを噛む音，スープを啜る音が聞こえてくるんです。そのうち，私のごはんを噛む音，スープを啜る音も周りの同僚に聞こえているのではないかと思うようになったのです。そういう時は，喉のあたりが狭くなったような気がして食事が喉を通らなくなってしまったのです。

それはお辛いですね。それで，職場で食事をとりづらくなったということですね。

はい，昼食時間が近づくと，ドキドキしてきて，喉のあたりが狭くなってくるのです。最近は上司に許可をもらって，職場の外，例えばコーヒーショップに行くようになりました。

コーヒーショップでの飲食は大丈夫ですか？

いいえ，店内で軽く飲食しようと思ったのですが，サンドイッチは全く喉を通らず，次第に不安も強くなってきたので持ち帰って近くの公園で食べました。それ以来，外食も全く駄目になってしまいました。

それでは，職場での飲食や外食は難しい状態なのですね。ご自宅ではいかがでしょうか？

そうですね。一人暮らしですので1人で食事をするのは問題ありません。しかし，最近，母親が自宅に来て一緒に食事をする時に，対面だとすごく緊張して，あまり食べられませんでした。母親にすごく心配されて「食欲がないの？」，「お母さんの作ったごはん，口に合わなかったの？」と聞かれてすごく母親に申し訳ない気分になりました。

それでは，一番安心して食事を召し上がれるのは自宅で1人で食べている時ですね。

> そのほか，ご心配なことはなかったでしょうか？

はい，一番の心配は食事に誘われることです。私の職場は少人数で居酒屋に飲みに行きたい同僚が多くてよく誘われていましたが，最近は断ることが多くなってきました。何か，せっかく誘われたのに断る自分が情けないのと相手に嫌な思いをさせてしまったと思うと気持ちが滅入ります。先日，幼馴染の親友と2人でランチに行ったのですが，行く前から緊張してしまいました。料理が運ばれてきたら「この場で逃げ出したい」という気持ちになって，「逃げ出したら友達は私のことを嫌いになってしまうのではないか」と考えているうちに，息苦しく，喉の詰まりが強くなり，親友に「顔色悪いけど，大丈夫？」，「ここのランチは口に合わないの？」と聞かれてもうパニックになってしまいました。

（3）ケースの解説

　会食恐怖症の中でも社交不安症（対人恐怖）によるものと思われます。音を出す，マナーが悪い，食事を中座してしまうなどで，相手に不快な思いをさせてしまうのではないかということを恐れてしまう状態です。結果的に，相手から失礼な人だなどと変に思われてしまうこと，相手からの評価を気にしてしまうことで不安感がさらに増大して悪循環に陥っていると思われます。

（4）Cさんのその後

　まず，職場での昼食は別室を用意してもらい，当面，そこで1人で食事をとることを提案しました。幸い，Cさんの提案を会社に受け入れてもらうことができました。不安・緊張感は他者との食事前から強くなる，つまり，予期不安が強いことから食前に短時間型ベンゾジアゼピン系抗不安薬である lorazepam 0.5mg を頓服で処方しました。強い喉の詰まり感に対しては神経性食道狭窄症に効能がある半夏厚朴湯を処方し

ました。

　同時に，臨床心理士による認知行動療法を施行しました。病態のメカニズムの説明から始め，リラクセーションを指導しました。次に生活場面における回避行動，安全確保行動を特定し，日常場面での行動療法（曝露療法）を開始しました。SUDs の概念を導入し，より適切な不安レベルの行動から取り組んでいくことにしました。まずは，頓服を事前に服用後，1 人でフードコートやコーヒーショップで飲み物だけ注文して，そこに 20 分以上とどまることを目標としました。当初は，不安をうまくコントロールできず，入店後すぐに店を出てしまうこともありましたが，次第に一杯の飲み物ならば飲めるようになっていきました。次に，飲み物と軽食にチャレンジしてもらいました。当初は軽食でも緊張感が強かったのですが何とか食べられるようになりました。自宅での母親との食事も，食前に頓服を服用し，母親と距離を置き，対面ではなくお互い TV を見ながら 90 度の角度で着席して食事をとることから挑戦しました。

　来院時には会食恐怖症の専用 VR による曝露を開始しました。最初は，SUDs の低いところから VR 曝露をはじめ，次第に SUDs の高い状況にも挑戦していきました。C さんの認知行動療法の具体的なやりとりは第 4 章（p.86-121）にて詳しく解説いたします。最終的には，認知行動療法を約 20 セッション施行した時点で同僚と一緒に食事がとれるようになりました。

（5）ケース 3 について討論（医師と臨床心理士とのやりとり）

医師　：ケース 3 は，会食恐怖症の女性，27 歳の C さんです。C さんは，職場，昼食で同僚の方と一緒に食事をとるのですけれども，コロナ禍という状況で黙食を指示されたということなのですね。これがかなり "しーん" とした状況で，食事を食べることがすごく気になってしまったと。周りの同僚の咀嚼音，あるいは自分の咀嚼音が相手に聞こえるんじゃないかという不安，そうい

う不安がどんどん強くなってきて，身体症状として喉のあたり
が狭くなる感覚が強くなっていった会食恐怖症の例です。こう
いう恐怖感をお持ちの方に対しては心理士の立場からどう思い
ますか。

心理士：この方は，嘔吐恐怖症はないのですね。

医師　：はい，嘔吐恐怖症はありません。

心理士：あくまでも音，結局はマナーに反するようなことをしてしまう
のではないかということがこの方の不安というか，恐怖のもと
になっているのかなと思いますね。

医師　：今，マナーと言われました。Ｃさんはマナーを気にする真面目な
方ですから，例えば相手，周りの方に不快な思いをさせるので
はないかとか，加害的な認知といいますか，そういうものがど
んどん強くなっていったような感じですね。第２章でも申しま
したが，会食恐怖症というのは社交不安症，その中には対人恐
怖症も加わります。あるいは，パニック症，嘔吐恐怖症などが
ベースにあることが多いですね。Ｃさんの場合は社交不安症あ
るいは対人恐怖症がベースにあるケースだと思います。

心理士：ケース１のＡさんは，嘔吐恐怖症がベースにあって会食恐怖症
を併発しました。同じ会食恐怖症でも一体何を恐れているのか，
そこで起こってくる破局的な認知が何なのかということを丁寧
に確認して，病態をアセスメントするというのがまず大事なポ
イントであると思います。曝露療法に導入していくにしても，
この方にとって何が怖いのかということを丁寧に聞くというこ
とが心理士として最初にやることなのかなという気はしますね。

医師　：Ｃさんの病態を考えるうえで，第２章で述べた２つのベクトル
のアセスメントが重要です。社交不安症の要素としては，やは
り先ほどのマナー，例えば周りの方から注目されるということ，
そういうベクトルですね。それから，自分が発する咀嚼音など
が加害的に相手に悪い印象を与えてしまうというベクトルも考
えないといけません。これらは相反するベクトルではあります
が，同時並行でＣさんの恐怖を強化したと考えております。

62

心理士：Cさんは自分が発する咀嚼音をすごく気にしているわけです。自分への注目，内的な注意は，不安を強めると言われています。不安が強くなると「相手に不快感を与えているのではないか」という加害的な認知も強化され，さらに不安が強くなる。不安が強くなると余計自分の咀嚼音が気になって注目してしまう。こうした，悪循環が社交不安症のモデルに非常によく合致するなと思います。

医師　：Cさんですけれども，一時は昼食を同僚ととることができなくなった。自宅においてもそれこそ自分の部屋でしか安心して食事をとれなくなった。そこまで強い会食恐怖症というのが出現したのです。

　　　　Cさんにとって一番の心配事は同僚から食事に誘われることでした。そして，同僚に自分のことを心配されること，例えば「顔色が悪いけれども大丈夫？」，「ここのランチはお口に合わないの」と聞かれただけでもパニックになってしまいます。Cさんは典型的な会食恐怖症と考えてよいと思います。やはり病理を考えるうえで，社交不安症，対人恐怖症，相反するベクトルの状態を常にアセスメントすることが重要だと思います。

心理士：「相手に心配される＝相手に迷惑をかけることだ」とか，「相手の自分に対する心配の表明＝相手の自分に対するネガティブな評価だ」というのは社交不安症をベースとした会食恐怖症の方の典型的な認知ですよね。認知行動療法を進める中で，そのあたりの認知を一緒に検討するということはよくあります。「相手が自分を心配するということは，本当に自分へのネガティブな評価なのだろうか」というところは結構議論になることが多いかなという気がします。あと多いのは，「完食できないというのはとても悪いことだ」あるいは「完食することはいつも良いことだ・相手への敬意の表現だ」という考え方ですね。こちらについても少し話し合ってみる必要があります。

医師　：Cさんの場合も薬物療法を行いました。会食前，予期不安が強い時に即効性のある抗不安薬を頓服で処方しました。強い喉の

　詰まり感に対しては，半夏厚朴湯という漢方薬を処方しました。しかし，これらはあくまでも中核的な治療ではありません。やはり，Ｃさんの恐怖の軽減に一番貢献した治療としては認知行動療法が挙げられると思います。もう一度確認しますけれども，会食恐怖症に対しての認知行動療法は，先ほど嘔吐恐怖症のケースにも出てきましたけれども，最初は心理教育，リラクセーション，そして，同時並行で認知へのアプローチ，あるいは曝露療法でしょう。その進め方としては，嘔吐恐怖症と会食恐怖症では何か違いはあるのでしょうか？

心理士：そうですね。使っていく方法や順番には大きく変わりはないと思います。重点を置くところ，ターゲットにする破局的認知が何かとか，行動療法において何に対して曝露を行ったら効果があるのかというところに違いがあると思います。

医師　：このＣさんに関しては，どうでしょう，心理士から見て，例えばSUDsもつけていますけれども，そういうことに対しても治療のラインにうまく乗っていったケースと言っていいでしょうか？

心理士：そうですね。もちろんＣさんの理解力もありますし，はっきりした身体症状がある方なので，それがどの程度強いかとか，出るのか出ないのかということを踏まえて，自分の不安のレベルを客観的に評価していくということがポイントになったのかなと思います。Ｃさんのように身体症状の強い方は特に，身体症状に関して，しっかり薬物療法を行っていくというのもやはり大事ですよね。

医師　：そうですね。

心理士：強い身体症状を抱えながら行動療法と言ってもなかなかうまく進みません。

医師　：そうですよね。薬で治すというわけじゃないですけれども，ある意味，薬物療法の位置づけとしては認知行動療法をサポートしていくうえでのものだと思います。

　　　　会食恐怖症は薬だけ飲んでいても治りません。しかし，現実

的には慢性化した，あるいは反射的に生じる不安や緊張から生じる，さまざまな身体症状を少しでも緩和してあげるということが重要だと思います。認知行動療法の導入前から最中にかけて，身体症状を少しでも緩和してあげるということが必要です。

心理士：そういう中で，認知行動療法を丁寧にやっていって，症状のメカニズムをひも解いていくということがはじめて可能になるということかなと思います。

Ⅳ．ケース4：
会食恐怖症の男性大学生（21歳，Dさん）

（1）Dさんの背景

成長・生活の歴史：兄弟は2名，そのうち第1子として生まれました。小さいころから母親はDさんに食事を完食することを求めました。6歳の時に両親が離婚し，妹とともに母親に育てられてきました。小学4年生の時に急に食事が喉を通らなくなることを経験しました。学業成績は普通で，3年前に大学に現役で合格しました。現在大学4年生で就職活動中です。現在は一人暮らしです。

これまでにかかった病気・家族の病歴：特記事項はありませんが，中学生のころに社交不安症を疑うようなエピソードがありました。

性格：真面目で神経質，完璧主義なところがあります。

（2）初診時の診察場面（医師と患者Dさんとのやりとり）
（※医師の言葉を白色の囲み，Dさんの言葉を緑色の囲みで表す）

Dさん，今日はどのようなことがお困りで来院されましたか？

現在，大学4年生で人気のある教授のゼミに所属しています。ゼミが一区切りつくと懇親会がよく催されます。懇親会の前日は不安で動悸がして熟睡できません。

懇親会に出席するのが不安なのでしょうか？

懇親会に参加するのは教授と同じゼミの友人です。問題は懇親会で彼らと食事がとれないのです。

どうして懇親会で緊張するのかな？

自分でもよくわからないのですが，たぶん，小学校時代の出来事が関係しているのかなって思うんですよ。

小学校時代に何があったのですか？

小学校 4 年生から少年野球を始めました。夏休みに合宿があってその時，急に食事が喉を通らなくなったことがあったのです。その後も，友人と一緒にごはんを食べようとするとまったく食べ物が喉を通らなかったことがたびたびありました。給食も食べられなくなって，担任の先生に「残さずに全部食べなさい」と怒られたこともよくありました。あーそういえば，小さいころから自宅で食事を残すと母親によく叱られていました。

中学や高校の時はどうだったのですか？

中学や高校の時は弁当でした。やはり，学校での昼食は苦手でしたので，母親に小さなおにぎりを一個だけ作ってもらいました。同級生には「D の家は母子家庭でお金がないからおかずもないんだ」と馬鹿にされました。部活は野球部に入ったけれども合宿があるので中学 2 年の一学期で退部しました。

それでは，今，懇親会に出られないのも元をたどれば小学校の合宿での辛い体験が関係しているようですね。

はい，僕もそう思います。

> そのほか気になることはありますか？

そういえば，中学2年生のころから授業で同級生の前で教科書を読んだり，楽器を演奏する時に手が震えて，声がうわずって頭からたくさん汗が出てみんなに笑われたことがありました。

> 人前で緊張することは今でも続いていますか？

はい，続いています。コロナ禍で大学がオンライン授業になった時は本当に助かりました。しかし，大学4年ではゼミは必修でとにかくみんなと顔を合わせないといけないし，懇親会もあるので一気に緊張感が強くなったようです。就活はしていますが，就職して社会に出れば嫌でも接客や会食もあるでしょう。それを考えると就活も力が入りません。今は，自宅でリモートワークできる会社を真剣に探していますが，現実は厳しいです。

（3）ケースの解説

　会食恐怖症と社交不安症が併発している状況です。これらによって就職活動も躊躇しがちとなり自己肯定感が低下しているようです。根底に回避性パーソナリティ障害がないか，さらに検討していくことが必要となります。

（4）Dさんのその後

　会食恐怖症と社交不安症が併発した状態と診断しました。Dさんはまず薬物療法を希望されたため社交不安症に適応のある選択的セロトニン再取り込み阻害薬（Selective Serotonin Reuptake Inhibitor：SSRI）であるescitalopram 10mg/日を定期服用とし，予期不安が強いことから食前にlorazepam 0.5mg（短時間型ベンゾジアゼピン系抗不安薬）を頓服処方しました。

　その後，臨床心理士による認知行動療法を導入しました。病態のメカニズムの説明から始め，リラクセーションを指導しました。次に，生活場面における回避行動，安全確保行動を特定し，日常場面での行動療法（曝露療法）を開始しました。SUDs の概念を導入して，より適切な不安レベルの行動から取り組んでいくことにしました。まずは，予期不安が強いゼミの出席前に頓服を服用してもらいました。また，自宅に引きこもらず大学との接点を保つために大学の図書館を利用することを勧めました。飲食に関してはまず，コーヒーショップで飲み物だけ注文し，そこに 20 分以上とどまることを目標としました。

　次のステップとして，人数の少ない状況，そして人数の多い状況へと段階的な曝露療法を施行しました。

　認知行動療法の具体的なやりとりは第 4 章（p.121-130）にて説明いたします。

　最終的には，認知行動療法を約 20 セッション施行した時点でゼミに頓服なしで参加し，同級生との飲食も可能となりました。

（5）ケース 4 について討論（医師と臨床心理士とのやりとり）

医師　：次のケース 4 は，会食恐怖症の男性の大学生，D さんですね。

　　　　D さんは 4 年生ですけれども，3 年生まで問題はありませんでした。4 年生になるとゼミがあるじゃないですか。ゼミが一区切りつくと教授が懇親会をよく開催されるのですね。D さんは，懇親会が発症のきっかけなんです。懇親会の前日になると不安で予期不安が強くて，動悸もして熟睡もできないという状況になります。

心理士：ただ，よくよく先生がお話をお聞きしていくと，小学校 4 年生の時に食べ物が喉を通らないとか，少し緊張症状みたいなのがありますよね。

医師　：そうですね，小学校 4 年生だから，かなり時間はたっていますよね。この方は小学校 4 年生から少年野球をやっていました。それで夏休みの合宿の時に，これも急に食事が喉を通らなくなっ

たのです。これが初めての体験というか，恐怖体験というところなのかもしれません。さらに，学校ではそれ以来給食も食べられなくなって，そんなDさんに対して担任の先生は残さずに全部食べなさいと怒った，今で言う完食指導を受けています。

　それから，さらに話を聞くと，幼少期から自宅で食事を残すと母親によく叱られていた。こういうことを聞き出すと，会食恐怖症というのはトラウマの視点で見る必要もあるのかなと思いますよね。

心理士：完食教育は語られることは多いですね。

医師　：そうですね。

心理士：今はあまりそういうことはないということですけれども，結構上の年代だとよく話に上がりますね。

医師　：時系列でいうと，まず幼少期に食事を残すと母親に叱られたこと。多分，この時はお母さんに反論はできなかったと言っていました。「とにかく残すな」と母親に厳しく言われ続けてきました。それから，小学校4年生での合宿，そして，給食の時の完食指導。これらはDさんの中ではトラウマとなっていったのかなという気がしますよね。また，そういう視点で見てあげると，先ほど，Dさんは大学4年生になってゼミの懇親会で不安が強くなったと言いましたけれども，背景としては幼少期から思春期にかけての"トラウマ"の存在が大きいですね。いわゆる残さず食べなきゃいけないということが，Dさんにとっては外傷体験となってきたのかなという気がします。こういう考え方はどうでしょうか？

心理士：ごく最近の出来事でかなり恐怖感が強くなったという患者さんでも，「過去に，会食や食べることにまつわることで印象に残っている出来事などはありますか？」と聞くと，「そう言えば」と，就学前や小学生時代の出来事を語られる方は多いです。やっぱりトラウマなのでしょうね。

医師　：私もそういう視点で見ると，誰かと一緒に食べるという時に本当に"トラウマ"のスイッチが入ってしまう，あるいは，恐怖

のスイッチが入ってしまうように会食恐怖症が起きるのかなという気はしています。

心理士：ある時点までは抱えながらでもやれていたけれども，何かのきっかけで，あるいは体験が積み重なっていく中で，コップの水があふれるように症状がはっきり出てくるということなのかもしれないですよね。

医師　：そうですね。Dさんは，中学校2年生のころから授業で同級生の前で教科書を読んだり，楽器を演奏する時に手が震えて，声がうわずって，頭からたくさん汗が出てみんなに笑われた経験があります。これは典型的な社交不安症ですよね。社交不安症は思春期に発症することが多く，特に中学生時代が一番多いと思います。この社交不安症ですけれども，Dさんが中学校2年生の時のエピソードというのも会食恐怖症に影響を与えていますよね。

　　　　それから，ただ会食恐怖症単独で患者さんの病理が説明できるわけではなくて，やはり先ほどから述べているように，会食恐怖症のベースにあるもの3つ，社交不安症，パニック症，そして嘔吐恐怖症，これらの要素の有無を臨床家は必ず確認する必要があると思いますね。

心理士：概念としては，社交不安症があって，その限局型として会食恐怖症が位置づけられているという理解でよいでしょうか？

医師　：それで問題はないと思いますけれども，しかも，それプラス幼少期からのDさんにとっての"トラウマ"が社交不安症に対しても，あるいは結果としての会食恐怖症に対しても大きく影響していることは否定できないと思います。

心理士：そうですね。

医師　：Dさんに対しての心理療法のポイントはどういうことでしょうか？

心理士：今までの方たちと同様の手順ではあると思います。しかし，社交不安症がベースにある会食恐怖症ということなので，ターゲットのベースに社交不安症があるということを外さずに認知行動

療法を行っていくことが大切です。手順としてはほかの会食恐怖症に対する，あるいは嘔吐恐怖症に対する認知行動療法のパッケージでやっていけると思います。

医師　：社交不安症に対して日本で保険適応のある SSRI は，fluvoxamine, paroxetine, それから D さんが服用された escitalopram の 3 つがあります。最初，D さんに「薬物療法と認知行動療法を併用してやっていきましょうか」と提案しました。当初，D さんは，「認知行動療法を行うことは怖くて，かえって不安が強くなる」ということで，まずは薬物療法を希望されたのです。一定の薬物療法の効果が出てきた時点で，「それではもう少し会食恐怖症が残っているので，認知行動療法もしていきましょう」という提案をしました。

心理士：それには同意されたのですか？

医師　：最終的には同意されました。しかし，D さんご自身が多分お調べになっていたと思うのですが，初診からしばらくは認知行動療法，現実に曝露療法をやることに対してはかなり不安が強かったですね。ですから，薬で良くなるものだったらそれで治したいという意思が強い方でした。確かに escitalopram は多少なりとも恐怖感，不安感を軽減するでしょうけれども，やはり抜本的には認知行動療法，曝露療法を行ったほうが良いのではと勧めました。

心理士：そこの不安な気持ちをしっかり受け止めて必要な情報提供をし，治療のメリット，デメリットをお伝えするということをより慎重に行ったケースということになりますね。

医師　：そうですね。

Ｖ．ケース 5：
再発した嘔吐恐怖症の女性（31 歳，Ｅさん）

（1）Ｅさんの背景

　成長・生活の歴史：10 歳の時，遠足へ行くバスの中で車酔いをして嘔吐しました。それ以降，嘔吐に対する恐怖心が強く，小学校卒業まで不登校傾向でした。その後，嘔吐に関する恐怖心は少なくなり，日常生活，学校生活も問題なく過ごしていました。学業成績は良好で，専門学校卒業後，26 歳で結婚しました。現在は夫と 3 歳の娘との 3 人暮らしで，第 2 子の妊娠を検討中です。

　これまでの病歴と治療：結婚した翌年（5 年前，27 歳時）から，嘔吐に対する恐怖がまた強くなり，当院に受診しました。その時の訴えは，小学校時代の嘔吐に関わる夢をよく見るようになった，人前で吐くこと，他人の嘔吐を目撃することが過剰に怖いというものでした。さらに，これから妊娠して悪阻（つわり）が起きたらどうしようと心配していました。嘔吐恐怖症と診断され，抗不安薬と制吐剤の頓用，臨床心理士による認知行動療法により，初診から 1 年ほどでかなり良くなりました。その後妊娠し，妊娠して約 10 週から 12 週に悪阻が出現しましたが，セルフコントロールして乗り切りました。出産後の来院時に嘔吐恐怖症を克服したと主治医に告げて，終診となりました（3 年前，28 歳時）。

　性格：非常に真面目で心配性です。

（2）初診時の診察場面（医師と患者Ｅさんとのやりとり）
（※医師の言葉を白色の囲み，Ｅさんの言葉を緑色の囲みで表す）

> Ｅさん，お久しぶりです。カルテを見るとご結婚された翌年に来院されお嬢さんが生まれた 3 年前まで来院されてましたね。今回はどうされましたか？

3年前に娘を出産してしばらく嘔吐恐怖症は落ち着いていました。娘が1歳のころ急に嘔吐したんです。私，その時，びっくりして娘の吐いたものを見られず，処理もできなかったんです。幸い，夫がいたので事なきを得ました。それ以来，嘔吐恐怖症のスイッチが入ってしまったみたいで，娘の体調が悪くなると私も具合が悪くなってしまうのです。また，娘が吐きはしないか，夫がいなかったらどうしようと思い始めました。これって，母親失格ですよね。

そこまで自分を責めないでください。おっしゃったように嘔吐恐怖症のスイッチが入ったのは確かなようですね。しかし，こういうケースってよくあるんですよ。

そうなんですか。最近は娘が風邪をひいた時に小児科に連れて行くのも怖くなって……（泣く）。

小児科のどういう点が怖いのですか？

小児科にかかるお子さんって，よく吐く子が多いじゃないですか。昨年の冬に胃腸炎が流行った時に，小児科で何人ものお子さんが待合室で吐いてるのを見てしまって。それから小児科に娘を連れていくのが怖くなってしまいました。今は娘を小児科に連れて行けない時は，近所に住んでいる母親に頼んでいるですよ。私，母親失格ですね……（泣く）。

確かに辛いですね。しかし，嘔吐恐怖症は女性に多く，Ｅさんと同じ悩みを抱えている方はたくさんいますのであまり自分を責めないでください。

夫は次の子どもを希望しています。しかし，妊娠したら悪阻が怖いし，産まれてくる子どもの世話など私には到底できそうもありません。最近は夫との関係も気まずくて……（泣く）。

（3）ケースの解説

　小児期発症の典型的な嘔吐恐怖症です。嘔吐恐怖症は女性に多く，妊娠，育児など環境の変化で容易に再発しやすいのが特徴です。今回は結婚した翌年の 27 歳時に診断され初診から 1 年ほどで寛解しましたが，育児に絡んで再発したケースです。

（4）E さんのその後

　27 歳時に 1 年ほど認知行動療法を行ったので，今回も E さん本人から同療法を希望され来院されました。今回も，担当は前回と同じ臨床心理士による認知行動療法を施行しました。再度，病態のメカニズムの説明から始め，リラクセーションを指導しました。子どもの体調が悪い時や夫や母親が不在で不安が強い時はためらわず抗不安薬と制吐剤の頓服を服用してもらいました。次に，*in vivo* 曝露（実生活内曝露：現実曝露とも言う。現実の刺激を用いて行われる曝露。以下 *in vivo* とする）として娘のかかりつけの小児科診療所の近くまで歩いて行ってみること，娘の体調が悪そうな時はまず娘の容態をしっかり確認し娘を抱きしめてあげることを提案しました。それでも不安が強ければ夫や母親に電話連絡してよいこととしました。

　次のステップとして，嘔吐恐怖症の専用 VR による曝露を開始しました。SUDs の低いところ（相手が嘔吐していない状況）から曝露をはじめ，次第に SUDs の高い状況（嘔吐を目撃している状況）に曝露していきました。

　認知行動療法（*in vivo* 曝露，VR 曝露）の具体的なやりとりは第 4 章（p.131-137），第 5 章（p.142-160）にて詳しく解説いたします。

　最終的には，認知行動療法を約 20 セッション施行した時点で嘔吐恐怖症は改善し，娘の嘔吐時の 1 人での対応，娘と 2 人での小児科受診が可能となり，第 2 子の挙児希望が出てきました。

（5）ケース5について討論（医師と臨床心理士とのやりとり）

医師 ： 再発した嘔吐恐怖症の女性，Eさんですね。Eさんは，ほぼ典型的な嘔吐恐怖症のケースだと思います。Eさんは，もともとは10歳の時に遠足へ行くバスの中で車酔いして嘔吐したわけですね。それ以降，嘔吐に対する恐怖心が小学校卒業まであって，不登校傾向になってしまった時期がありました。嘔吐恐怖症は，10歳前後に発症して，中学校ぐらいから少し自然と落ち着いていきました。そして，また症状が悪化したのが結婚された翌年からですね。これは嘔吐恐怖症に多いパターンだと思います。幼少期に発症，そして，思春期あたりで潜在化します。嘔吐恐怖症は女性に多い疾患ですので，結婚，そして，妊娠，出産に関わる年代で恐怖症が再燃するというパターンは非常に多いのですね。

　Eさんが結婚されて一番の心配はやはり悪阻ですね。悪阻が起きたらどうしようということをかなり心配していました。しかし，妊娠前から心理士による認知行動療法を行って，妊娠中もセルフコントロールで乗り切ったわけです。そして，何とか産褥期を乗り切り一度寛解したわけです。Eさんは，嘔吐恐怖症の女性の結婚，妊娠，出産時におけるほぼ典型的な経過をたどっていたケースと言ってよいでしょう。それが今から3年前だったのです。嘔吐恐怖症は出産してからしばらく落ち着いていたのですね。

　今回，二度目の受診をされたのは娘さんが1歳のころに嘔吐をしたことがきっかけでした。娘さんの嘔吐した吐しゃ物を処理できなかったことから，これでまた嘔吐恐怖症のスイッチが入ってしまった。これは結構多いパターンですね。子どもさんはよく吐き小児科にもかかります。小児科に行くと多数の子どもが嘔吐する場面に遭遇します。子どもさんの嘔吐にご自分が対応できない。対応するのは夫や母親など家族ということで，結局自分を責める方向に進んでしまう，嘔吐恐怖症の方に結構多いパターンです。

心理士：恐怖症の中でも嘔吐恐怖症の方って，嘔吐恐怖症があることを恥だというか，悪いことというか，自分の欠点だと考える傾向は，例えば高所恐怖とか，昆虫恐怖とかよりは強いように感じますけれども，いかがですか？

医師　：その通りです。数ある限局性恐怖症がありますけれども，例えば嘔吐恐怖症の悪心・嘔吐もその1つですし，窒息感，そういう身体症状に関わる限局性恐怖症は，DSM-5ではその他に分類されています。身体症状に関わる限局性恐怖症は当然身体症状も出やすいし，治療もやはり難渋するケースが多いと思います。

心理士：嘔吐恐怖症に関しては，Eさんのように「母親なのに嘔吐した子どもの世話が満足にできないなんて母親失格だ」，「具合が悪い時に介抱できないなんて自分は冷たい人間だ」という認知があって，そういう自分が駄目だと思っているので余計自分の不安感や恐怖感に注目して捉われてしまい，さらに適切な援助を求めることが難しくなってしまう方もよく見受けられます。場合によっては抑うつ状態に発展するとか，そこの難しさはあるかなと思います。

医師　：第1章で嘔吐恐怖症の総説を書きましたけれども，この方は3つのタイプでいうと典型的なタイプⅢだと思います。タイプⅢというのは一番トラウマと関わりがあるという研究結果を報告させていただきましたけれども，トラウマに関してはどういうふうにお考えですか。

心理士：この方のですか？

医師　：いいえ，この方を含めたタイプⅢと呼ばれる典型的な嘔吐恐怖症，つまり，幼少期発症で，再発も繰り返すわけですけれども，トラウマがやはりベースにあるのは確かだと思います。このあたり，心理療法と絡めてトラウマをいかに考えていくのでしょうか？

心理士：PTSDをはじめとしたトラウマ関連疾患に対する治療から少しヒントをもらっています。患者さんがそのトラウマ的な経験から何を学んだのか，現在の恐怖症に影響を与えている，非機能

　的な認知が何なのかということをしっかり押さえることが治療
　上大事かなと思います。

　　嘔吐恐怖症の方の"トラウマ"は，必ずしも多くの人にとっ
　てトラウマになる出来事とも限らないですよね。小児期にほか
　の子どもが吐いた，あるいは自分が吐いてしまったというのは，
　もしかしたら多くの人にとってはトラウマとまでにはならず，
　単なる苦い思い出くらいかもしれない。あるいはとっくの昔に
　忘れているかもしれない。しかし，その方にとって"トラウマ"
　になってしまうのには，その方の背景，つまり生活環境や性格
　傾向，価値観などが関係してきます。その辺りを治療者は丁寧
　にアセスメントして，ストーリーとしてイメージできるように
　すること，そして，それを患者さんと共有しながら治療を進め
　ていくことが，トラウマの視点でいうと治療上大事と思います。

医師　：わかりました。あとは，Eさんに関して質問はありませんか？

心理士：Eさんが母親失格だと思い，また嘔吐恐怖症のスイッチも入っ
　　　　てしまった。Eさんが，自責の念をきっかけに，さらに嘔吐恐怖
　　　　症の症状に注目してしまったというのは1つ悪化要因として大
　　　　きいと思います。

医師　：そのとおりだと思います。

心理士：Eさんの自責の念は，出産されるまではあんまり強くなかったん
　　　　ですか？

医師　：自責の念は，以前はなかったですね。以前は悪阻に対する恐怖
　　　　が主体でした。いわゆる自分の体調，嘔吐という不快な症状に
　　　　対する不安が主体でした。けれども，2回目は完全に自責の念が
　　　　主体ですね。

心理士：そうですね。以前の治療は無事に出産するという1つ大きな目
　　　　標があって，それに向かっていって達成できたということが大
　　　　きかったかもしれません。でも今回は，「これができたら達成」
　　　　というものでもなく，嘔吐恐怖症と付き合いながらどう子ども
　　　　のサポートをしていくかという，ある意味はっきりした終わり
　　　　のない課題ですね。

医師　　：こういうケースはかなり多いです。嘔吐恐怖症については，女性に多い疾患ですし，妊娠，出産を乗り切ってもまだ育児という問題も出てきます。やはり，そのあたりの女性のライフサイクルを治療者はしっかりとアセスメントして適切に対応していくことが重要だと思います。

心理士：嘔吐恐怖症の方はきちんとしている方が多くて，場合によってはやや完璧主義的，強迫的な傾向をお持ちのことがあります。治療に関しても，「嘔吐を見ても何も感じなくなりたい」とか「いつまでに完璧に治したい」といった，やや非現実的な理想を抱いている場合があります。そういう理想は症状への注目を強化し，かえって治療の妨げになる場合があるので，「恐怖症とうまく付き合いつつ，でも日常生活への支障は確実に減らしていきましょう」といった，現実的な目標を共有することが大事だと考えています。患者さんの良くなりたいというお気持ちと，一方で，恐怖がありつつも何とか付き合いながら生活の質を上げていくという，そこのバランスを治療者が取っていくというのも大事かなと思います。

医師　　：結婚されて妊娠まで認知行動療法をやって良くなった。今回の育児がきっかけで再発したという，非常にパターンとしては多い例です。今回の2回目の治療もうまく認知行動療法が軌道に乗りました。

心理士：そうですね。Eさんが，自身の嘔吐恐怖症を受容されたことも大きいかなと思います。

第4章

認知行動療法

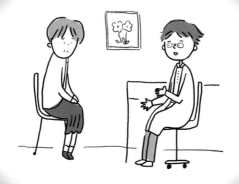

　本章ではまず，嘔吐恐怖症と会食恐怖症の認知行動療法について各々説明いたします。次に，実際の心理士と患者さんのやりとりでは，第3章にて紹介したCさん，Dさん，Eさんが登場します。各々，心理教育，リラクセーション，不安階層表をもとにした曝露療法導入などライブ感あふれるやりとりを通して実際の治療の雰囲気を実感されるとよいでしょう。

Ⅰ. 嘔吐恐怖症の認知行動療法

（1）嘔吐恐怖症の治療総論

　嘔吐恐怖症の治療の基本は薬物療法と精神療法を各症状に対し有機的に組み合わせることです。具体的には，薬物療法と支持的精神療法および認知行動療法を併用する例が多いのが現状です。心的外傷的なエピソードが根底にある場合には眼球運動による脱感作と再処理（Eye Movement Desensitization and Reprocessing：EMDR）などのトラウマ焦点化療法の導入を検討することもあります。

（2）嘔吐恐怖症の認知行動モデル

　清水（2013）[1]によると嘔吐恐怖症の場合，悪循環のトリガーとしての侵入思考は，吐き気のような身体感覚を契機に頭の中に浮かんでくる，自分が嘔吐しているイメージと言われています。この嘔吐しているイメージを脅威として解釈すると，一方では感情と身体反応として，不安・緊張・胃部不快感，咽頭部絞扼感，唾液分泌などが出現してきます。他方では行動として，人前での会食を避けたり，液状のものだけを摂取したり（回避），エチケット袋を携帯したり，口に手をあてながら食べたり（安全確保行動），吐き気を警戒し常に喉や胃の感覚に注意を向けたり（注意のバイアス），吐いた場合の対策を繰り返し考え続けたり（反芻）などする傾向にあります。このような認知と感情と行動の悪循環が嘔吐恐怖症を悪化させる，あるいは維持させている問題であると

いうのがこのモデルの特徴です。このような悪循環を断ち切っていくのが認知行動療法といえるでしょう。

（3）嘔吐恐怖症に対する曝露療法を中心とした行動療法

　小松ら（2013）[2]が報告した嘔吐恐怖症の治療には，「特に曝露療法が適している」といいます。20～30分以上同じ刺激にさらされていると不安に対する馴化が生じますが，馴化を繰り返すことで不安の十分な低減をもたらす方法が曝露療法の基本といえるでしょう。小松の勤務する心療内科・神経科 赤坂クリニックでは，曝露療法に先立ち，ケースフォーミュレーション（Case Formulation：CF）を作成しています。CF は，心理療法でカウンセリングを受ける患者さんがどのように問題を形成してきているのかという過程に注目し，個別状況における問題や障害の学習メカニズムに注目するアプローチであり，認知行動療法で多用されております。

　まず，患者さんの背景要因について，神経質などの不安体質や発症の契機となったトラウマ的体験を調べること，そして破局的認知を維持していることで障害が強化されているかを調べます。破局的認知には，「少しでも気持ち悪くなったらそれは嘔吐の徴候である」などがあり，嘔気，動悸，発汗など身体感覚への過敏性の原因となると言えます。心療内科・神経科 赤坂クリニックで行われている嘔吐恐怖症のカウンセリング内容を表 4-1 に示しました。

　身体感覚が過敏になると，食事量の制限，マスク着用などの安全確保行動に加え，嘔吐に関連する場所を避ける，嘔吐シーンを見ないなどの回避行動が生じ，再び身体感覚の過敏性が促進されるという悪循環が生じます。医療法人和楽会理事長の貝谷久宣先生は「患者とセラピストが共同で CF を作成することにより，以上のような悪循環が明らかになる」と説明されています。

　続いて事前検査を行います。一般的な心理検査としては，自己評価抑うつ尺度（Self-rating Depression Scale：SDS），状態不安検査

表4-1　心療内科・神経科 赤坂クリニックにおける嘔吐恐怖症の
　　　カウンセリング内容

・心理教育（嘔吐に関する正しい知識，恐怖感の発生と維持について，曝露療法について）
・リラクセーション法の習得（呼吸法，漸進的筋弛緩法）
・段階的曝露療法
　I．作成したソフトを用いた曝露
　　①文字　②イラスト　③写真　④音　⑤動画
　II．CFに合わせた曝露
　　①「嘔吐」という文字を書く　②「嘔吐」，「吐く」と言う
　　③生もの（ちらし寿司）を食べ，満腹状態で電車に乗る
　　④駅のトイレに入る　　　⑤嘔吐物を見て，片付ける

CF：ケースフォーミュレーション。
　　　　　　出典：心療内科・神経科 赤坂クリニックにおける嘔吐恐怖症の治療
　　　　　　（https://www.fuanclinic.com/byouki/oto_mt.htm）（2022年3月13日閲覧）

（State-Trait Anxiety Inventory-1：STAI-1），特性不安検査（State-Trait Anxiety Inventory-2：STAI-2），不安感受性尺度（Anxiety Sensitivity Index：ASI），社会不安症の評価尺度（Liebowitz Social Anxiety Scale：LSAS-J），社交不安症尺度を使用することが多いでしょう。

　次に曝露療法で不可欠とされる不安階層表の作成を行います（表4-2）。これは，自覚的障害尺度（Subjective Units of Disturbance Scale：SUDs）を用いて最も怖く感じる場面を100として数値化，序列化するものです。通常はSUDsの低い項目から段階的に克服課題とすることが一般的です。嘔吐に関する正しい知識や，恐怖感の発生と維持について，また曝露療法について患者さんや支援者に学んでもらい，呼吸法，漸進的筋弛緩法などのリラクセーション法についても教育を行っていきます。

　一般的に，パニック症が併存している嘔吐恐怖症のほうが嘔吐恐怖症のみと比べて治療が難渋するなどの特徴が認められやすい傾向にあります。嘔吐恐怖症の治療が成功する秘訣は，恐怖刺激にしっかりと曝露されることです。認知行動療法の技法の1つである曝露療法は，望ましくない恐怖反応を引き起こしている刺激に患者をさらす手続きであり，恐怖症の治療には有効であるといわれています。小松ら（2013）[2]は嘔吐恐

表4-2　不安階層表

100：最も強い不安や不快感があり，避けてしまいたくなるような状況（もの，動作，状況など）

0：全く不安や不快感が起こらない，リラックスした状況（もの，動作，状況など）

100	
90	
80	
70	
60	
50	
40	
30	
20	
10	
0	

4

認知行動療法

〔例〕　100：会社の上司とランチミーティングをする

　　　50：それほど混んでいない店内で，一人席で飲み物を飲む

　　　0：自分の部屋で音楽を聴きながら，一人でおやつを食べる

84

怖症の治療ソフトを作成し，課題内容として「Auto」，「おうと」，「嘔吐」といった文字や，嘔吐をしている人物を描いたイラスト，嘔吐をしている人物の写真，実際に嘔吐している音や動画をそれぞれ刺激レベルの強弱をつけて用意し，曝露療法を行っています。それ以外にも，恐怖場面への想像的曝露，写真や映像などバーチャルリアリティー（Virtual Reality：VR）による視覚刺激を用いる方法などがあります。VR を利用した曝露療法の実際は後ほど第 5 章にて詳しく解説することにいたします。

（4）嘔吐恐怖症に対する認知療法

小堀（2013）[3] は嘔吐恐怖症に対する認知療法として以下の 6 つの過程を実践し，著効例を発表しました。1）ケースフォーミュレーション（Case Formulation：CF），2）理論 A・理論 B，3）注意訓練，4）行動実験，5）世論調査（Opinion Survey），6）再発予防。また，小堀（2013）[3] は奏効機序として以下の 3 つを挙げています。すなわち，① CF を通じて自分の問題に関して新たな理解が可能となった，②注意訓練を通じて注意の役割を理解し，身体の内側へ固着していた注意を柔軟にすることができた，③行動実験に取り組むことでこれまでの見方，つまり「満腹感が嘔吐をもたらす」という信念に対する確信度を下げ，回避や安全確保行動を減らしていき悪循環を断ち切っていくことができたと報告しました。

（5）小児期・児童期の嘔吐恐怖症治療

野呂ら（2011）[4] によると，治療の第一段階は児や家族への心理教育や家族を含めた環境調整であるといえます。次の段階は，母子同席面接を基本とした家族療法を含む心理療法でした。治療者は親子関係や患者さんを取り巻くさまざまな人間関係を把握し，葛藤を共有し支持的に接することが重要です。小学校高学年以上で心身の状態が比較的安定した場合，認知行動療法の導入も考慮します。特に，回避行動，安全確保行動

に対しては曝露を主体とした行動療法が有効ですが，子ども単独ではなく親子で共同して施行すると効果は大きいといえるでしょう。森ら(2018)⁵⁾は，EMDR が奏効した嘔吐恐怖症の女児例を発表しました。

Ⅱ．会食恐怖症の認知行動療法

（1）会食恐怖症の認知行動モデル

　会食恐怖症の患者さんが一番恐れていることは，自分の食事の状況を他者に見られることです。不安・緊張が強くなって身体が過敏状態になると食事は喉を通りません。「自分だけが食べるのが遅く相手を待たせてしまうのではないか」，「相手に自分の体調を心配されているのではないか？」，「中座したら相手にどれだけ不快な思いをさせるのであろうか？」，「このレストランの食事は不味かったのではと相手が思っているのではないか？」という加害的認知が主体です。"周りの人が楽しんで食事をしているのに自分だけ怖くて食事を楽しめない駄目な私"という否定的感情と前述した過敏な身体症状，「できればみんなと食事をとるのは次回から断ろう」というような回避行動的思考の悪循環が会食恐怖症を悪化させていきます。回避行動，安全確保行動が一度生じると悪循環は一層強化あるいは維持されます。このような悪循環を断ち切っていくのが認知行動療法です。

（2）会食恐怖症に対する認知行動療法

　基本的なアプローチは前述した嘔吐恐怖症と同じです。曝露療法に先立ち，CF を作成し，患者の背景要因について，神経質などの不安体質や発症の契機となったトラウマ的体験を調べていきます。そして破局的認知を維持していることで障害が強化されているかを調べます。前述した患者さんの加害的認知，身体感覚の過敏性などの状況を十分に評価する必要があります。そのためにも，会食恐怖症出現のきっかけの３つのパターンと会食恐怖症に影響を与える３つの要因（第２章参照）を確認

することが重要となります。

　心理検査としては，嘔吐恐怖症と同様に患者さんの状況を客観的かつ多面的に評価するため SDS，STAI-1，STAI-2，LSAS-J などを施行する必要があります。

　曝露療法で不可欠とされる不安階層表の作成も嘔吐恐怖症と同様に行います。SUDs を用いて最も怖く感じる場面を 100 として数値化，序列化します。通常は SUDs の低い項目から段階的に克服課題としていきます。会食恐怖に関する正しい知識や，恐怖感の発生と維持について，また曝露療法について学んでもらい，呼吸法，漸進的筋弛緩法などのリラクセーション法についても教育を行っていきます。

　それ以外にも，恐怖場面への想像的曝露，写真や映像などバーチャルリアリティー（Virtual Reality：VR）による視覚刺激を用いる方法などがありますが，VR については後ほど第5章にて詳しく解説いたします。

Ⅲ．具体的な認知行動療法における治療者と患者のやりとり

　このパートでは，第3章で認知行動療法を導入した以下の3名について，認知行動療法導入から施行までのやりとりを具体的にご紹介しましょう。
　ケース3：会食恐怖症の女性会社員（27歳，Cさん）
　ケース4：会食恐怖症の男性大学生（21歳，Dさん）
　ケース5：再発した嘔吐恐怖症の女性（31歳，Eさん）

（1）ケース3：会食恐怖症の女性会社員（27歳，Cさん）
　【Cさんと心理士のやりとり（「認知行動療法の導入」と「不安のメカニズムの心理教育」の場面／「リラクセーション・トレーニング」の場面）】
　（※心理士の言葉を白色の囲み，Cさんの言葉を緑色の囲みで表す）

認知行動療法の導入

Ｃさん，こんにちは。

こんにちは。

今回担当させていただきます臨床心理士の○○と申します。よろしくお願いします。

よろしくお願いします。

今日は主治医から認知行動療法といって心理療法の指示が出ていて，Ｃさんにお会いしているんですが，これから行っていく治療に関しては，何か主治医からお話を聞いたり，ご自分で知っていることはございましたか。

主治医の先生からはお薬を出していただきました。不安な時に飲む薬ですね。

頓服みたいな感じですかね。

そうです。私は，会社で昼食を食べることができなくなりました。

会社でお昼を食べられなくなったと。

はい，それがきっかけでほかの人とも食事をとることがとても辛くなってしまったのです。

今は，ほかの人と一緒にごはんを食べるというのは，ほとんどされていないような感じですか。

そうです。そこで先生に相談して，まず，頓服，抗不安薬というのを，どうしてもほかの人と食べなきゃいけない時，あるいは，フードコートで練習している時に服用しています。

練習されているのですね。

はい，先生に，練習の時に，「行く前に不安だったら頓服を服用してから行きなさい」って言われました。

そうなのですね。

あとは，強い喉の詰まり感がずっと続いていますので，先生に神経性食道狭窄症と言われて，それで半夏厚朴湯という漢方薬を，これは定期的に1日3回服用してくださいと言われました。ただ，お薬をもらって服用していますが，実際に先生が練習してくださいということをなかなかうまくできません。それで，先生から心理療法というのを一度受けてみてください と言われて，それで今日参りました。

そうなんですね。フードコートとかで練習されているけれども，うまくできないという感じがあるんですね。

先生からは，まず，「1人でいいから，いつでも調子が悪くなったらそこから脱出することができるようなフードコートとか，コーヒーショップとかで飲み物だけ注文して，そして駄目だったらすぐ出てもいいからと，そういうふうな感じで練習していきましょう」とは言われたんですけれども，なかなか不安，緊張が強くてできない状況です。

それと，私は一人暮らしですが，調子が悪くなってなかなかごはんも以前ほど食べられなくなりました。たまに母が私の自宅に来てくれるんです。母が食事を作ってくれて一緒に食事をしようと思っても，自分の親なんだけれども，母と対面で食事をすると，母であっても緊張してあまり食べられなくなってしまったんですね。母はすごく私のことを心配して，「食欲がないの？」，「調子が悪いの？」，「私が作ったごはんが口に合わなかったの？」と聞いてきました。私にとって今一番安心して食事ができる場所は，自宅で自分1人で食べ

る時だけです。

さらに心配なのは，同僚や家族でもそうですけれども，食事に誘われることが今一番心配で，この状態がずっと続いています。そこで，先生に「じゃあ，お薬だけでは難しい面もあるから」ということで心理療法というのを勧められたわけです。

調子を崩される前というのは，例えばお母さんと一緒にごはんを食べるとか，ほかの人と一緒に食事をするというのもできていたのですか。

今までは，3か月前までは全くそういうことはなかったです。

本当にあれ以来ということですね。

そうです。

割と楽しんで食事をとることもできていたのですね。

もともとの私は，仲間と職場での昼食だとか，あるいは仕事が終わった後に一緒にごはんを食べに行くこともむしろ大好きでした。

そうなのですね。むしろお好きだったのですね。

それが3か月前から急にこんな状態になってしまって，何かすごく自分は駄目な人間なのだなという感じです。

もともと楽しめていたということだから，せっかくの楽しみもなくなってしまって，かなり辛いですよね。生活が大きく変わってしまったという。

すごく変わりました。けれども，私は，今は1人で食べるのが一番楽ですし，たとえ母であっても一緒に食べることはできませんので，多分この状態がずっと続くのではないかなと

　　思っています。

そんなことはないと思いますよ。しっかり治療すれば、もともと食事を楽しめていた方ですし、もちろん良くなると思います。そのために今から焦らずに、でもしっかりと心理療法を行ってまいりましょう。

　　本当に良くなるのでしょうか。

焦ることはないですよ。同じような症状の方はたくさんいますし、そして多くの方が回復されています。

　　私と同じような方はいらっしゃるのですか。

はい、それぞれ細かい背景だったり流れというのは多少違ったりはしますけれども。

　　そうなのですか。

はい。病態といいますか、どういうメカニズムで困った症状が出てくるのかということで言えば、Cさんと同じような方が他にもたくさんいらっしゃいます。そして、すべての方というわけではないけれども、ほとんどの方がお薬と、これからご説明する認知行動療法という心理療法を行っています。現在、恐怖症を含む不安症は、薬物療法と認知行動療法、この2本柱で治療していくのが最も有効だと言われています。それで主治医も、Cさんに対する治療にさらにもう一手ということで認知行動療法の導入を勧められたのかなと思います。したがって、しっかり治療していけば、元の生活を取り戻していくことは十分可能だと思いますので、一緒に、協働作業でやっていきましょう。

　　先生からは、私の病名は会食恐怖症と言われましたが、きっとお薬だけではなかなか良くなっていかないのですね。しかし、心理士さんがおっしゃった認知行動療法に対しても、何

か怖さを感じます。

怖いですか？

私は何をするのかな……？

そうですよね。何をするかわからないというのがちょっと怖い感じですかね。

はい。というのは，3 か月前に会食恐怖症と診断がついて，それからどんどん怖さが増している状況です。心理士さんがおっしゃったような認知行動療法というものをやって，もっと恐怖心が強くなったらどうしようという心配があります。

それは，練習していきましょうと言われて頑張っているんだけれども，なかなかうまくいかないということと関係していますかね。

そうですね。自分なりに練習して，良くなりたいなと思っていますが，この怖さはなかなか良くなってくれません。認知行動療法も，どういうことをするかはよくわかりませんので，それに対する怖さもあって，今日参りました。

そうですよね，今は治療そのものにも不安がありますよね。細かくどんなことをしていくかというのは，また後で詳しくご説明します。まず，そもそもの"認知行動療法"について簡単に説明すると，特にＣさんの考え方と行動に焦点を当てていく治療になります。お薬は処方されたとおりにしっかり服用するという治療になりますが，認知行動療法は，どちらかというとＣさん自身が進めていく治療ということになるのですが，それにはちょっとコツが要ります。現在，ご自分で頑張って練習していただいていますが，なかなかうまくいかず，先ほど「もっと怖くなっていったらどうしよう」とおっしゃっていましたが，認知行動療法にはちょっとコツが

4

認知行動療法

92

要るので，そこを私が少しコーチ的にサポートさせていただきます。あくまでも治療していくのはＣさんご自身ですが，私はコツや具体的手順などを情報提供させていただき，それを元にＣさんと一緒に考えたりする役割を取らせていただきます。メインはＣさんですけれども，私と二人三脚でやっていくような治療になります。したがって，今Ｃさんが行っている練習をそのまま無理に進めていくということではなくて，私が全面的にバックアップしていきます。

そうなんですね，自分自身で取り組んでいくものなのですね。よろしくお願いいたします。

こちらこそ，お願いします。今，認知行動療法が考え方と行動にアプローチをする方法だということをお話ししました。まず，Ｃさんの行動に関する問題は，これまでお話しいただいた中にもかなり出てきていますね。例えば，以前は楽しめていた食事に行けなくなっている，お母さんと食事をとるのもしんどいなど，行動への支障というのは大きな問題ですね。Ｃさんがこのあたりをどうにかしたいというのは，もちろんだと思います。また，この治療では，Ｃさんの考え方にも焦点を当てていきます。ちなみに，同僚に食事に誘われた時に頭に浮かぶこと，イメージ，その時考えることにはどんなことがありますか？　こころに“吹き出し”をつけるとしたら，そこにはどんなイメージや言葉が入りそうですかね？

怖さですね。

そうですよね，「怖い」という感情も出てきますよね。認知行動療法では，“感情”の前に，その感情を引き起こす“認知”，つまり考えやイメージがあると考えています。“状況”→“認知”→“感情”の順番でこころの動きを捉えます。例えば，怖いという感情の前には「～になったらどうしよう」とか「きっと～になるに違いない」というような，Ｃさんに

とって"最悪の結果"に関係するような"認知"が存在するのではないかと思うのですが，どうですかね。この"認知"って，まだなかなかご自分でつかまえるのが難しいかもしれないですが，「怖い」の前になにか考えていることや，イメージしていることってありそうですか？

いや，やはり，誘われて皆さんと一緒に楽しくごはんが食べられないことが心配です。

一緒に楽しくごはんが食べられない。

今も喉の詰まり感が続いていますし，そして，仮に行ったとしても，会食中に動悸だとか息苦しくなりやすいんですね。そういうことで，食事を中座して，誘っていただいた皆さんにご迷惑をおかけすることがかなり怖いです。

今おっしゃっていただいた中に"認知"が含まれていましたね。Cさんは「食事に行っても喉の詰まり感や動悸，息苦しさが出て楽しく食べられないだろう」，「調子が悪くなって中座することになったら，誘ってくれたみんなに迷惑をかける」と考えている，まさにこれが"認知"ですね。不安や恐怖というのは，何か恐れている状況，最悪な展開が想定されていることが多いのです。「〜になったらどうしよう」，「〜になりたくない」，「〜になったら耐えられない」みたいな最悪な場面が想定されていて，それで不安や恐怖が起こってくる場合が多いのですね。

怖いのは多分3〜4人くらいの会食だと思うのですよね。そこで調子が悪くなった自分を周りの方から見られるのもかなり辛いです。自分の調子が悪くなって，誘っていただいた方々に心配だとかご迷惑をかけることが今からかなり心配です。もう二度と皆さんと食事ができないような気がします。

今はそんな気がしちゃいますよね。どんどん不安になってき

94

ちゃって。

母親とでさえ一緒にごはんが食べれなくなったわけですから，とても他人と食事をとることなんて，やはり私には絶対できないような気がします。自分で，先生に言われたように練習はしてみたのですが結局うまくいかなかったのです。私は自分でいくら頑張っても駄目な人間なんでしょうか。

いや，そんなことはないですよ。ご自分1人で練習して，何とか克服したいと，良くなろうとしてチャレンジしてきたわけですからそれはすごいことです。情報や知識があまりない状況において，Cさん1人で取り組まれてきたことは，とても心細く，大変だったと思います。むしろ今までよくやってくれていたなと思いますので，駄目な人間などということはありませんよ。

そうですか……。

でも今はそういう気持ちになってしまうというのも理解できます。しかしこれからはCさんのコーチに私がつかせていただいて，一緒にやっていきましょう。

よろしくお願いします。これは治るのでしょうか。

良くなっていきます。実際にそういう方がたくさんいるのです。でも認知行動療法の中身がわからないうちはまだ不安だと思います。ではまず初めに"心理教育"と言って，Cさんに起こっていることを頭で理解することから始めていきましょう。

お願いします。

不安のメカニズムの心理教育

> それではまず，こちらの資料から見ていただけますか（資料
> 4-1）。

4

認知行動療法

資料 4-1　不安（恐怖）の本質

不安は，あらゆる動物が持っている，脅威に対する自動的な反応の一部分です。それは，「**逃げるか戦うか反応**」として知られています。一連の生理学的な変化は，動物が脅威からうまく逃げるために，もしくは，逃れられない場合はそれと戦うことができるように，より一層の力とスピードを生みます。この変化には，次の項目が含まれます。

☆覚醒度の亢進
☆心拍数と血圧が上昇し，より多くの血液を送る
☆皮膚に行く血液が増え，発汗が増えて身体の冷却を助ける
☆すぐ動けるように筋肉が緊張する
☆消化器に回される血液が減り，最近食べた食物の消化が遅くなる。すでに腸にたまった廃棄物は急いで排泄される
☆唾液分泌が減り，口が渇く
☆呼吸数が増える。鼻腔や気道が広がり，酸素をよりすばやく取り込む
☆肝臓は糖分を放出し，すばやくエネルギーを供給する
☆括約筋が収縮して下腹や膀胱の開口部を閉じる

　この反応は，脅威が知覚されると直ちに放出される種々のストレスホルモン，特にアドレナリンの放出によって生じます。それは即時的かつ短期的な反応として生物に備わっているものです。危険が去るやいなや，放出されたホルモンはすばやく体内で代謝（分解）され，「逃げるか戦うか反応」は止みます。
　パニック発作とは，突然怖く感じたり，不安になったり，非常に落ち着かなくなったりする発作を意味します。典型的に，症状は突然生じ，その後 5 〜 10 分かけてひどくなっていきます（その後ピークを過ぎます）。パニック発作は，本質的には**重篤な「逃げるか戦うか反応」**です。
　　　　　　　引用文献：古川壽亮（監訳）『不安障害の認知行動療法（2）患者さん向け
　　　　　　　　　　　　マニュアル』（星和書店，2003）

☆☆ 不安症は，「恐怖の構造が病的である状態」，つまり，恐怖のプログラムに間違いが起こっている状態です。このプログラムは修正することが可能であり，それによって，症状を軽減することができます ☆☆

こちらの資料は，Ｃさんを苦しめている，今問題となっている症状，不安，恐怖というものが，そもそも一体どんなものなのかということについてまとめたものです。"不安の本質"と書いてありますが，そもそも不安や恐怖はどんなメカニズムなのかについて書いてあります。

それでは，上から一緒に見ていきましょう。

不安というのは，あらゆる動物が持っている脅威に対する自動的な反応と言われています。脅威というのは脅かすということなので，危険を感じることや，安全を脅かされることに対する反応ですね。脅威を感じると作動するメカニズムが不安・恐怖だと言われています。

したがって，別名，それは"逃げるか戦うか反応"として知られていて，一連の生理学的な変化，それが下にずらっと書いてあることなんですけれども，そういう身体に起こってくる変化というのは，もともとは動物が脅威からうまく逃げるために，あるいは逃げられない場合は，それと戦うことができるように，より一層の力とスピードを生むためのメカニズムだということです。生理学的変化には，このような項目が含まれています。まず，覚醒度の亢進。神経は張り詰めてピリピリしています。また，心拍数，血圧が上昇します。これはＣさんがどういうふうに感じるかというと動悸，ドキドキすることですよね。

たしかによく動悸があります。

そうですね，まさに"逃げるか戦うか反応"が起こっているのですね。あとは発汗が増えて身体が冷えたり，筋肉が緊張したりします。これは割とわかりやすいかもしれないですね。消化器に回される血液が減って食べ物の消化が遅くなり，唾液分泌が減って口が乾きやすくなることもあります。

私も口が乾きやすいですよ。外食に行く前から緊張して口が乾きます。

実際に外食に行く前から，すでに"逃げるか戦うか反応"が作動している，いわゆる"予期不安"の状態ですね。あとは，呼吸数が増えます。酸素をたくさん身体に取り込むというモードに入るのですね。場合によっては過呼吸という状態，つまり酸素が身体に多くなり過ぎているのにさらに息を吸おうとしてしまう，でももうまく吸えないので息苦しいと感じる，という状態になることもあります。あとの2つは，身体の感じとしてはわかりにくいですが，肝臓が糖を放出したりとか，膀胱の開口部が閉じられたりとかそういったことも含まれています。もちろんここに書いてあることを全部実感しなければならないということではなくて，感じ方には個人差もあります。これらの中でもCさんはドキドキしたり，口が乾いたりを実感されることが多いのですね。

そうですね，あとはやはり息苦しさと，特に私の場合，喉の詰まり感が強いタイプみたいですね。

確かにそうですね。では，資料の下のほうを見ていきましょう。

これらの反応というのは，特にアドレナリンが放出されることによって生じるということがわかっています。次が大事なのですが，この反応は即時的かつ短期的な反応といって，即時的，つまり脅威を知覚するとすぐに起こる反応です。この反応には脳の扁桃体という部分が関係しているということもわかっています。かつ短期的，つまり長い時間は続かない反応だということです。今Cさんは強い不安の中にいるので，「その不安がずっと続くんじゃないのか？」，あるいは「どんどん不安になって怖くなっていって，自分がおかしくなっちゃうんじゃないのか？」と思ってしまうこともあるかもしれません。あるいは，「あまりに不安が強くなったら死んでしまうんじゃないのか？」と思っている方もいます。しかし，"逃げるか戦うか反応"は，あくまでも短期的な反応で

す。後でまた説明しますけれども，20分くらいでピークを越える反応だと言われています。この反応は脅威が知覚されると作動する反応なのですけれども，危険が去るとこの反応は止みます。その次にパニック発作のことが書いてありますが，Cさんの場合はどうですか。急に「自分が死んでしまうのではないのか？」というような，強い不安に襲われたこともありますか？

> あります。先日もコーヒーショップに行った時に，初めはジュースを少し飲んでいたのですが，突然動悸がして吐き気もして，すごく息苦しくなって，「自分はどうなっちゃうのだろう」と思ってびっくりしました。その時はすぐ，飲み物を置いて外に出ました。

そうでしたか，それは辛かったですよね。それはまさに状況依存性のパニック発作というものですね。なんでもない時に起こるいわゆる"青天の霹靂"のパニック発作と区別して，Cさんが特定の行動をした時に起こった強烈な不安発作なので"状況依存性"のパニック発作と呼ばれています。これもメカニズム的には"逃げるか戦うか反応"の一種ですね。ここまででどうですかね。何かご質問だとかわからなかったところとかありますか。

> 私は，3か月前からずっとほかの人と一緒に食べることに対して不安，そして誘われることに対しても強い恐怖心を抱いています。これがずっと続いているのですね。そして，自分なりに練習をしていても，今説明されたようなパニック発作ですか，そういう事態も経験しました。不安だとか恐怖というのは持続して，ある状況になると，そういうパニック発作みたいになると考えても良いでしょうか？

恐らくCさんの場合，今まで"逃げるか戦うか反応"が何度も起こって，かつ自分がそれをコントロールできないという

感じに襲われて，それが“トラウマ”のようになっている面があるのではないかと思います。そういう中でやや自信もなくされていますし，それがまた不安を高めることにつながって，常に高いレベルの不安の状態にあることが考えられます。そうすると，脅威にさらされた時の反応もより早く，より強く出ているという可能性はあると思います。

> そうしたら，私の状態は，この3か月の中でやっぱり悪い方向に向かっているんでしょうか？

ご自身ではどう思われますか？　不安が強くなっているなとか，苦手な場面が増えているなという感じはありますか？

> そう感じられますね。

そうなんですね。今，不安のコントロールがうまくいっていない感じが強いのは確かでしょう。しかし，多くの患者さんがこのような時期を体験していますし，ここからこうやって不安の勉強をして，コントロール法も身につけていくと状態は必ず良い方向に向かいます。自信を持ってくださいね。

> わかりました。

それでは，説明を続けますね。先ほど，“逃げるか戦うか反応”は脅威を知覚した時にあらゆる動物に起こる反応だということを説明しました。つまり，このメカニズム自体は異常なことではない，むしろ生きていくために必要なメカニズムなのです。それなのに，今Cさんが困っているのはなぜでしょうか。

それはまず，本来Cさんにとって脅威ではないはずのことが“脅威”になってしまっているというのが問題ですね。Cさんにとって本当に危険な状況，例えば暴走車が向かってくるとか熊に襲われそうだとか，そういう時には“逃げるか戦うか反応”が作動してくれないとむしろ困るのです。今は，

Cさんにとって本来危険な状況ではないはずの時に，この反応が起こっています。もう1つ問題なのは，反応があまりにも強く起こることです。緊張するような場面で少しドキドキしたり，口が乾いたりするようなことは誰でも少なからず経験していると思います。でもそれが，緊張するたびにパニック発作が起こるということになってくると，生活への支障が大きくなりますよね。

そうですよね，私はもともと楽しく皆さんとお食事ができていた時があったのですものね。人と食事をとることは，本当は私にとって危険なことではないということですよね。

そうです，そのとおりです。そんなふうに，脳の反応のメカニズム自体は異常なことではないけれども，プログラム，恐怖が引き起こされる手順や起こり方に間違いが起こっていて，生活に支障が出ている場合に"不安症"と診断される場合があります。「恐怖症」も「不安症」の仲間の1つです。Cさん，あまり心配しないでください。資料4-1の一番下に書いてあるように，この間違いのあるプログラムは修正することが可能なのです。今日話している，認知行動療法という方法で修正することが可能ですので，それによって症状を軽減し回復していくということができます。お薬ももちろん大事なんですけれども，プログラム修正を行うために認知行動療法にも，治療のもう一本の柱として，ぜひCさんに取り組んでいただきたいと思います。

わかりました。私は今までこういうふうな状態になった自分を駄目な人間だと思っていて，不安や恐怖がこれから一生続くものだと思っていました。けれども，今の説明で，恐怖のプログラムに間違いが起こった，でもそれは修正することが可能であるということがわかりました。その方法が，心理士さんが説明された認知行動療法であるということでよろしいですか。

そうです。そのとおりです。今お話ししたことをわかりやすくするための例えとして，"火災報知器"が使われることがよくあります。本当の火事が起こった時には非常ベルをしっかり鳴らしてくれないと困るのだけれども，火事がないのにいつも非常ベルが鳴るようだと困ってしまいますよね。本来の脅威がないのに，"逃げるか戦うか反応"が頻繁に作動してしまうことは，この状態と同じようなことだということです。つまり，"誤作動"が起こっている状態ですよね。

私も誤作動を起こしているということですね，わかりやすいです。

4

認知行動療法

ありがとうございます。先ほどの説明の中に"即時的かつ短期的な反応"という話がありました。この点について，また別の資料を使って説明させていただきますね。この辺りがこの後の治療で大事なポイントになってきます。

この資料は，不安が時間とともにどのように変化するかを表したものです（資料4-2，4-3）。
まず，資料4-2の図の緑のラインを見ていただきたいのですが，横軸が時間，縦軸が不安の強さになります。上にいくほど不安が強い状態ということです。ここに"不安を誘発する手がかり"と書いてありますけれども，Cさんの場合今までのお話から考えると，"誰かと食事をする"ということがこの"手がかり"の1つにあたると思います。不安になるきっかけ，のようなことですね。今誰かと食事をするという場面でCさんの不安がどのような動きをするのか考えてみましょう。

私にとっては「とにかく怖い」としか思いつかないですが，不安は変化しているのでしょうか？

そうなんです。Cさんがどのように行動するかによっても不

資料 4-2　時間とともに不安はどのように変化するか

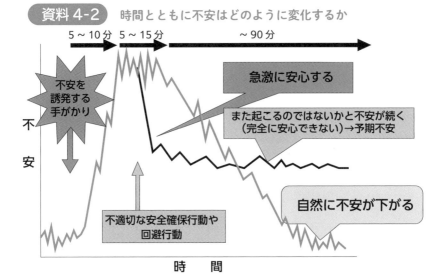

心療内科・神経科 赤坂クリニックとの認知行動療法用共有資料を使用。

資料 4-3　練習によって不安はどのように変化するか

恐怖場面にいても必ず落ち着くという経験を繰り返すと，
不安が続く時間やピークは徐々におさまってきます。

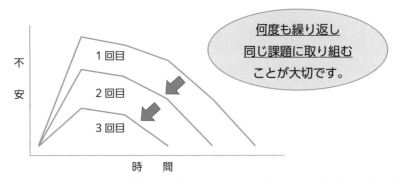

心療内科・神経科 赤坂クリニックとの認知行動療法用共有資料を使用。
（参考文献：坂野雄二．不安障害に対する認知行動療法―エクスポージャー法をどの
ように導入するか，そのコツを探る―．精神神経学雑誌，115（4）；421-428, 2013.)

安の動きは変わってきます。まず，誰かと食事をする場面に
なると不安は一気に強くなりますね。これが先ほど出てきた
"即時的" ということです。つまり 5 分から 10 分くらいで
ぐっと不安が強くなります。そして，ここの，山の一番高い
ところが不安の一番強いところで，C さんがとても辛いと感
じているところだと思います。ここのピークの間にも線は波
打っていて，不安の強さには波があることがわかりますね。
そしてここ，ピークを過ぎたところから不安が波打ちながら
も少しずつ弱くなっていくのがわかりますか？　これが先ほ
ど出てきた "短期的" ということです。つまり，ここの高い
不安がずっと続いたり，どんどん高くなっていったりするこ
とはないということです。「私の場合は不安がずっと続くん
です」とおっしゃる方の場合，不安が少し下がり始めていて
も自らまた不安を強めるようなことをしたり，考えたりして
しまっていることが多いです。"何もしなくても自然に不安
が下がる" のが不安のメカニズムです。

不安というのは本当に自然に下がっていくのでしょうか。

はい。不安，つまり "逃げるか戦うか反応" は何もしなくて
も，ただ直面していくだけで自然に治まっていくということ
がわかっています。不安が一番強い，そのピークが大体 20
分間ぐらいで，そこから徐々に少しずつ不安は下がっていき
ます。

しかし，私にとって，その 20 分は死ぬほど辛いです。

そうですよね。そうは言っても，ここのピークがやっぱりあ
まりにしんどいから皆さん困っているわけですよね。

先ほども言いましたように，コーヒーショップで，先ほど先
生がおっしゃった「パニック発作」というのですか，それが
起きて，いても立ってもいられなくなって外に出ましたの

で，今の私にとってはこの5分でさえも「耐えられない」という気持ちです。

「耐えられない」，そうですよね。それぐらいここのピークが今辛い，ということだと思うので，ここをどうやって乗り越えるかというのは大事なポイントですね。とりあえず，理屈として，不安は必ず下がるということを頭においていただけると，今後の治療につながっていくと思います。Cさんにとって，ここが本当に辛くて耐えられないというのは，そのとおりだと思います。

わかりました。

今まさにCさんにおっしゃっていただいたように，ここが辛いのです。それで皆さん，ここで何かしらの行動をします。例えばCさんの場合だと，先ほどおっしゃっていたようにコーヒーショップを出るという行動を起こしましたよね。

はい，すぐ外に出ます。いても立ってもいられませんから，すぐ逃げ出します。

そうですね，それは何とか不安を下げるためにやったことですよね。

はい。

逃げ出したほうが安心だというか。

安心できます。

そうですよね。資料のここを見てください。"不適切な安全確保行動や回避行動"と書いてありますが，"コーヒーショップから逃げる"ということは，この回避行動に当たります。"やっていたことをやめてしまう"というニュアンスですね。

> 私の行動は，回避行動なんでしょうか。

認知行動療法では "回避行動" と呼ばれます。でも，それこ
そが恐怖症の症状の1つでもありますから，Cさんだけでな
く多くの人が回避行動を取ります。

> 私だけでないのですね。

もちろんです。回避行動をして，何とか不安を下げて，身を
守ろうとするのはどの患者さんでも一緒です。
もう1つ，"安全確保行動" と書いてあります。これは回避
と少し似ている面もありますが，これは "何かをやめてしま
う" というのではなく，逆に "何かをやってしまう" という
ニュアンスですね。よくあるのは，その場にいることさえも
忘れるために携帯のゲームに集中して，気をそらすなどで
す。何か行動をプラスすることによって不安を下げようとす
る行動ですね。避けるという回避行動か，あるいは何かをあ
えてするという安全確保行動，患者さんは何かしらこういっ
た行動をしていることが多いです。

> では，今の説明ですと，私は "回避行動" が主体で，"安全
> 確保行動" というものはあまりしていないといっていいで
> しょうか。

どうですかね。不安が強過ぎて，工夫といえば工夫ですけれ
ども，そういう時に何かあえてやっていることってあります
か。

> いや，私は，ただ逃げるだけです。

そうですか，でしたら回避行動が主体ということになるかも
しれないですね。

> わかりました。

両方やっている人もいますし，安全確保行動が主体の方もいますね。

では，多くの患者さんがしている"安全確保行動"や"回避行動"，その後不安はどういうふうに動くかということを見ていきたいと思います。先ほどの緑のラインでは，ここのピークを経過した場合，徐々に下がっていくということを再確認してください。一方，"安全確保行動"や"回避行動"をここでした場合ですが，この図（資料 4-2）の黒のラインを見てください。不安はこの動きをします。Ｃさんの例では，回避行動，つまりコーヒーショップを出るという行動をすると，一時的に不安は一気に下がります。急激に安心しますね。

> それはそのとおりですね。そこから出ればとりあえず落ち着きます。

そうですよね。しかしポイントは，緑のラインの時は徐々にではありますけれども，かなり不安が下がっていますよね。でも黒のラインの場合は，ここで，不安が高いままで止まっちゃっているんですよね。一時的にはすごく楽になっているのですけれども，高い不安が残ってしまっているのがわかると思います。そして高いままで続いていますよね。ここに書いてありますが，この不安こそが"予期不安"といって，「同じ状況になったらまたああなるに違いない」，「だからあの状況は避けなければならない」，「でも避けられなかったらどうしよう」といったような不安がここで作られてしまうんですね。

> 自分で自分の不安を作ってしまうということですか。

そうなんですよね。これを"学習"と言ったりしますけれども脳が覚えちゃうのですね。「ここは危険だ」とインプットする。

自分の頭の中でそういう，先生がおっしゃった学習ということがされてしまっているのでしょうか？

その通りです。ほら，先ほどの説明にあったように，不安ってもともと"逃げるか戦うか反応"っていう身を守るための反応だったじゃないですか。もともとはそういうメカニズムなので，危ないって思った場所や状況を脳は覚えようとします。「コーヒーショップは危険な場所だ」と脳が覚えるわけですね。コーヒーショップで飲食することは危険だ，もう次はコーヒーショップ自体に行かないぞということになってしまう。

一度逃げた時はホッとしますけれども，次は行きたくないなと思いました。

怖くなっちゃいますよね。「でもまた，もしコーヒーショップに行かなきゃいけなくなったらどうしよう」，「そうしたらまたああいうふうになるのだろうか」という予期不安がここで作られるのですね。

コーヒーショップから出たこと，先ほど先生がおっしゃった"回避行動"を取ることによって，一時的には安心しますけれども，また不安に襲われるんじゃないかというのは自分の中で続くということなんですね。

そうなのです。もともとは身を守るためのメカニズムですが，ここでCさんにとってはあまり良くないことを学習してしまいましたよね。これが，Cさんにとって本当に危ないことなら，本当に回避しなければいけないことならば話は別です。でもコーヒーショップという場所とか誰かと食事をするということは，本来はCさんにとって危ないことではないはずなのに，それを間違って学習してしまうということになります。

こういうことは，Cさんが普段からずっと不安だとおっしゃっていたこととつながってきます。見てのとおり黒のラインのままで，つまり高い不安で生活するようになってしまうんですよね。そうすると，次また不安を誘発する手がかり，何かきっかけになるようなことにたまたま遭遇した時に，今度はより簡単に一気に不安が強くなってしまいます。そして，Cさんは「ああ，まただ」と思って，一番辛いところで恐らくまた回避行動を取ってしまうでしょう。そうすると，また一時的にはとりあえず不安のレベルは下がります。でもしかし，またここでさらに強い予期不安が作り出されて，苦手な場面や状況が増え，行動は停滞してしまいます。「私，やっぱりこれもできないのだ」，「また辛い状況になったら，私はどうなってしまうのだろう？」という不安が形成されます。

確かに今，心理士さんがおっしゃったとおりですね。そうやっていつもビクビクした状態です。

そうですよね。この黒のラインにいる限り，予期不安がどんどん高くなってしまいますよね。これを繰り返せば繰り返すほど，普段の不安が上がっていってしまいます。

確かにそういう気がします。

これが，黒のライン上で過ごし続けることのデメリットです。これも駄目，これも駄目，これも駄目と，回避せざるを得ないきっかけ，場所や状況がどんどん増えていく。まさにCさんもその感じですよね。

私がやってきたことは，怖くなったら逃げること。しかし，いつもびくびくして，「また具合が悪くなったら，パニックになったらどうしよう」というのが，常に頭から離れません。

これまではある意味，頑張れば頑張るほど不安が強くなって
いってしまった，この黒のラインの動きをすることが多かっ
たのかもしれないなと思います。Ｃさんと同じように，他の
患者さんもこの黒のラインに乗っかってしまっている状態に
なって初めて受診される方がほとんどです。黒のラインに
乗っかったままだとやはり改善しませんし，不安はさらに強
くなっていきます。

> それは，治らないということなのでしょうか？　今の私の辛
> い状況が続いてしまうということですか？

いえいえ，あくまでも，今の黒のラインのままでいくとなか
なか良くならないという意味です。ではどのように変えて
いったらいいのか，それがこの後の治療ということになりま
す。すごくシンプルに言いますと，「黒のラインではなく緑
のラインを描ける場面を少しずつ増やしていきましょう」と
いうことです。不安のピークが今あまりにもしんどいという
ことがわかっていますので，もちろん一気にではないです
よ。初めからすべての行動，場面でということではないです
が，不安が緑のラインをたどったという経験を増やしていく
ことが今後の治療の内容になります。

> 今の私に緑のラインですか……それを目指すことはできるの
> でしょうか？

それが，私が最初に言った，「ちょっとコツが要ります」と
いう話とつながってくると思います。Ｃさんはすごく頑張り
屋さんだと思います。過去にパニック発作を起こしてしまっ
た場面にも，「それで良くなるなら今すぐにでも挑戦しよ
う！」というぐらいの気持ちになるかもしれません。でも，
そこには少しコツがあります。いきなり辛すぎる行動から挑
戦するのではなく，少しずつ段階を踏んで挑戦すること，あ
るいは，Ｃさんが先ほど「耐えられない」と言ったピークを

少しでも緩やかにする工夫を取り入れながらやっていきます。初めからすべての行動に関して，耐えられないくらいの不安のピークをとにかくただ我慢してください，ということでは全くないのです。段階を踏んで少しずつやっていくということなので，そこはあまり不安になることはありませんよ。

ちょっと怖くなりましたが，わかりました。

では，Cさんが苦手な行動において，不安が緑のラインで経過することができると，その後どうなるのかというのが資料4-3の図になります。不安が緑のラインを何度か描くことができれば，初めは危険な気がしてどうしたらいいかわからずパニックになっていたことでも，結局大丈夫だったということを学習しますよ。今度は間違った学習ではなく，正しい学習をしていくといいますか，次第に不安は落ち着いた，大丈夫だったということを脳は学習していくんですよね。

すみません。学習というのは，具体的にはどういうことなのでしょうか？

脳が経験として学んでいく，慣れていくと言うとわかりやすいでしょうか。

私は，何をどういうふうなことを学習すればよいのでしょうか。

Cさんが何か勉強するとかということではなくて……。

勉強ではないのですか？

この場合は勉強ではないのですよ。Cさんが，不安を誘発する手がかり，不安になる状況に身を置いて，初めは少ししんどいけれども少なくとも20分以上は回避せずにそこに居続ける，そうしたら次第に不安が下がってきた，ということを

経験するだけです。

経験なのですね。

そうなのです。経験なんですよね。経験するだけで，やはり脳ってすごくて，それをちゃんと覚えるんですよ。

しかし，辛い状況を経験しなきゃいけないのですね。

そうですね。そこはちょっと頑張らなくてはいけない面はありますが，でも先ほども言ったように，Ｃさんができそうなところから慎重にやっていきます。"回避行動"をできるだけ減らしていって，一度不安が上がっても，結局自然に下がったという経験をたくさん増やしていきましょう。これが認知行動療法，特に行動療法，"曝露療法"と呼ばれる治療で重要です。これから私がコーチとしてコツを１つずつお伝えしていきますので，一緒にやっていきましょうね。

少し怖そうですけれども，コツを教えていただきながら頑張ってやっていこうと思いますので，よろしくお願いします。

こちらこそよろしくお願いします。

リラクセーション・トレーニング

Ｃさん，今日はリラクセーション・トレーニングのセッションですね。

よろしくお願いします。

Ｃさん，不安な時や緊張した時の身体の感じというのは何か思い当たることはありますか。

いつも思うのは，首だとか肩の筋肉がこわばっています。それと，やはり喉の詰まり感が結構強いですね。あと，不安，緊張が強くなると，ドキドキし，息苦しさも出ます。

そうですね，ありがとうございます。前回，不安がどういうメカニズムであるかとか，時間とともにどのように変化するかということを一緒に学びましたよね。

はい。

今日も前回と同じようなことも出てくるんですけれども，今日はCさんに起こっていることを，"自律神経"という側面から考えていくことになります。自律神経という言葉は聞いたことがありますか。

聞いたことはありますけれども，よくわかりません。

そうですか。それではまず，自律神経というものと，それがCさんの不安や緊張にどのように関係しているかということを一緒に学んで，その後リラクセーション・トレーニングを一緒にやってみましょう。

トレーニングを行うんですか？

トレーニングといっても，そんなにきつい練習をするというわけではないのです。リラクセーション法といって，Cさんが自分で自分の不安をコントロールできる方法があるんですね。それを一緒に練習して，Cさんが日常で使えるようにしたいと思います。

この私が自分のことをコントロールすることができるんでしょうか？

そうなんですよ。自律神経をコントロールすることで，不安の症状をCさん自身がコントロールすることができます。

> そういうものがあったんですね。

> それを今日，一緒にやっていきましょう。

> お願いします。

> それではまず，先ほど出てきました自律神経ということから話をしていきますね。こちらの資料を見てください（資料4-4，4-5）。

4

認知行動療法

> **資料 4-4**　リラクセーション・トレーニング

自律神経

「逃げるか戦うか反応」が起こっている時はこちら→

交感神経
不安・恐怖
ドキドキ　冷や汗
など

副交感神経
リラックス
ゆったり
体に力が入っていない
など

交感神経と副交感神経は，相反関係（シーソーの関係）にあります。
不安や恐怖を感じる場面では，自動的に交感神経が活発になります。活発になった交感神経を抑えることは困難ですが，このシーソー関係を上手に利用することで，副交感神経を活発にすることにより，結果的に交感神経を抑えることができるのです。

副交感神経
リラックス
筋肉が緩む・呼吸が整う
血液が全身にめぐる

交感神経

心療内科・神経科 赤坂クリニックとの認知行動療法用共有資料を使用。

資料 4-5 リラクセーション・トレーニング（続き）

リラクセーション・トレーニングでは，筋肉を緩める，呼吸を整えるという練習をすることによって，副交感神経の活発な時の状態を意識的に作りだします。この状態を作りだすことで，副交感神経全体を活発にし，交感神経を抑えることができます。

最初に筋肉をあえて緊張させて，その後一気に緩めるという方法で進めていきます。今回は，手，腕，肩，上半身の筋弛緩法をやっていきましょう！

☆筋弛緩法のポイント☆
①一度グッと力を入れてから、脱力する。7秒力を入れて，12秒間リラックス
②力が抜ける感覚を意識する。じわ～っと血が巡る感じ，ポカポカする感じ
③力を入れ過ぎず，8割くらいの力加減で行う。あくまでも力を抜いているときの感覚に集中する

★朝よりも，夕方に行うほうがお勧めです。筋肉が脱力している状態を覚えるイメージで行いましょう。

慣れるまでは，お腹に手をあて，腹式呼吸になることを意識して行いましょう。やり始める前に，身体を軽く動かして緊張をとっておくと効果が発揮されやすいです。

☆呼吸法のポイント☆
①やり始めは息を軽く吐くか，ちょっと止める
②吸う：鼻からゆっくりと普通に。吸い過ぎない
③吐く：鼻or口から長くゆっくりと吐く。静かになだめるように心の中で「リラーックス」などと言う
④止める：ちょっと止めて→②の吸うへ

★いざという時に使えるようになるには，毎日の練習が大切です。1日5分くらい練習しましょう。

心療内科・神経科 赤坂クリニックとの認知行動療法用共有資料を使用。

自律神経には，2つの種類があるということがこの資料に書いてあります。1つが交感神経で，もう1つが副交感神経です。この2つは相反関係といって，すごく簡単に言うと，どちらかが強く働いていると，どちらかの働きは抑えられるというシーソーの関係になっているということがわかっています。

なるほど。

前回，不安や恐怖が"逃げるか戦うか反応"という名前でも呼ばれていることをお話ししたと思うんですが，逃げるか戦

うか反応が起こっている時は，こちらの交感神経のほうがすごく強く働いている状態なんですね。

　では，私は，交感神経という神経が活発に働いている状況と考えて良いのでしょうか？

はい，現在 C さんは常に不安や恐怖を感じやすい状態になっているので，"交感神経優位" といって，交感神経のほうに身体の状態が傾いているという感じになります。

　そうなんですね。

そして，もう一方の副交感神経は，イメージとしてはそれと逆ですね。ゆったりしていたり，リラックスしていたりする時に働いている。

　そういえば最近，ゆったりだとかリラックスするようなことはあまりないですね。

あまり感じないですかね。

　はい。

常に交感神経が活発になっていて，なかなか副交感神経がしっかり働くことがない状態かもしれないですね。

　そうなのですね。

そうすると，やっぱり身体全体が疲れてきてしまいます。

　確かにいつも疲れが取れませんね。

自律神経から考えた場合，今の C さんにとっては，交感神経の働きを少し和らげて，副交感神経の働きをもう少し活発にしてあげるとバランスが良くなると思うんですね。

　なるほど。

116

それはわかりますか，イメージとして。

このシーソーの関係ですね。

そうですね。

今，交感神経というのが強く働いているので，不安，緊張が強くなっているのですね。逆に言うとリラックスができていない状況と言っていいんでしょうか？

そうです。ですから，日々疲れちゃっているかもしれないですね。本来は，交感神経の働きをもう少し和らげてあげたいのです。しかし，交感神経の働きを抑えることってなかなか難しいんです。例えば，緊張しないようにと思えば思うほど，かえって自分の緊張に注目してしまって，余計緊張してきてしまう感覚って，Cさん，感じたことはないですか？

よくあります。

なんか，本来いきたくない方向にいってしまうということですよね。これは交感神経に注目してその働きを抑えることの難しさを表しているんですね。では，どうやって交感神経の働きをもう少し和らげようかと考えた時に，先ほど話した，この2つの神経がシーソーの関係であることを利用するんですね。交感神経が活発になってしまっているのは，とりあえずそのままにしておいて，もう一方の副交感神経にしっかり注目して，副交感神経を活発に働かせると，自然に交感神経の働きは抑えられると。

なるほど，そうなのですね。

いかがですか，この交感神経と副交感神経のバランスを取っていくということについては。

私の場合は，もう一度言いますけれども，交感神経が強く働

き過ぎているのですね。

はい。もう一方の副交感神経をしっかり働かせようというこ
とですね。

わかりました。

その方法として，いろいろな方法，リラクセーション法があ
るんですけれども，ここで取り上げているのは，筋肉を緩め
る "筋弛緩法" というものと，呼吸を整える "呼吸法" とい
うものです。

2つあるんですね。

他にもあるんですけれども，今日は手軽にすぐ実践できるこ
ちらの2つをご紹介します。この2つを上手に使えるように
なると，Cさん自身で身体からリラックスの方向に持ってい
くことができるということなんですが，いかがですか。

身体がリラックスすると，気持ちもリラックスするもので
しょうか。

"心身一体" とよく言われますけれども，身体がリラックス
に傾くと，気持ちももちろん徐々にリラックスしていきま
す。筋弛緩法や呼吸法を身につけて，副交感神経をご自分で
活発にして，結果的に症状をコントロールできるようにして
いきましょう。

わかりました。

それでは，具体的にやり方を説明していきますね。
筋弛緩法のポイントとしては，まず，身体の各部分の筋肉の
緊張を1つずつ，部分的に緩めていくということです。ここ
では上半身の筋弛緩法を紹介します。まずは手，次に腕，そ
して肩，その次に全部一度に，上半身全部，の順番で緊張を

118

緩めていきます。

手からですね。全部一緒にやるわけではないのですね。

そうなんです。身体全体の筋肉の緊張を本当に一気に緩めてしまったとしたら，こうやって座っていることも難しくなりますので，部分的に緩めていくのがポイントになります。

わかりました。

筋弛緩法のもう1つのポイントは，"一度グッと力を入れて筋肉の緊張を高めてから一気に力を抜く，というやり方で筋肉の緊張を緩める"ということです。こちらは一緒にやってみましょうか。最初は手からでしたね。

手ですね。（実践）

手は，親指を入れずにぐっと握ることで，筋肉の緊張を高めます。そして，力を一気に抜いて，それから力が抜けた感じをしっかり味わいます。

一度こう力を入れるわけなんですね。何か筋肉を緩めるというので，力を入れてはいけないかと思っていたんですけれども，最初に力を入れてから力を抜いていくという感じなんですね。

そうですね。何もしていないところから筋肉の緊張を緩めるというのは意外に難しくて，あえて緊張させて一気に緩めるというのがポイントの1つですね。

わかりました。

手はぐっと握って，一気に緩める。次に腕は，力こぶをつくるような感じでぐっと，自分のほうに引き寄せる形で筋肉の緊張を高めて，一気に緩めます。肩は，ぐっと耳のほうに持ち上げてから，一気に力を抜いてすとんと肩を下ろして緩め

4

る。最後は，手と腕と肩と，これまでの工程を全部一緒に，できれば目をぎゅっとつぶって，歯も食いしばって，上半身を真ん中に小さく集めるような感じで，そしてそこから一気に力を抜くという方法でやっていきます。

そうなんですね。

それでは，それぞれの場所に力を入れる時に 1 〜 7，一気に力を抜いて，筋肉の緊張が緩まった感じを味わう時に 1 〜 12 を私が数えます。先ほどの順番で一緒に実践してみましょう。（実践）……大分力が抜けてきましたか？　いかがですか？

そうですね。先ほどよりも首の辺りが少し温かくなってきたような気がします。

C さん先ほどはまだ少し緊張していて，身体が硬くなっていましたよね。次は，呼吸法をやってみましょうか。順番としては，筋弛緩法をやった後に呼吸法をやると良いですね。

順番としては筋肉を緩めてから呼吸法に入っていくんですね。

もちろん呼吸法だけでもいいですし，筋弛緩法だけをしてもいいんですけれども，少し身体をほぐしてから呼吸法をすると，より入りやすいかもしれないですね。

なるほど，わかりました。

呼吸法もそれほど難しく考えずに，ポイントとしては，あまり深く息を吸い過ぎないことと，吸う息よりも吐く息を細く長くゆっくり吐くことです。呼吸法も実践してみましょう。

お願いします。

では，鼻からゆっくりと普通に息を吸います。吸うのは必ず鼻からです。その後，口または鼻から細く長くゆっくりと吐きます。吐く時に「リラックス」とか「落ち着いてー」とか「だいじょうぶー」とか，ご自分がゆったりできるような言葉を心の中で唱えるとゆっくり吐きやすいかもしれません。息を吐き切ったら，少し止めて，また吸って……この繰り返しですね。それでは３分くらい一緒にやってみましょうか。
（実践）
お疲れさまでした。今日は２つのリラクセーション法を御紹介しましたが，いかがでしたか？

自分の力でリラックスができるということがよくわかりました。これは，自宅でもできますね。

そうですね。一度に長い時間やる必要はないので，１日５分ぐらいでいいですから，お家で実践していただけると，いざという時に役に立つと思います。

５分，そんな短い時間で良いのですか。

短い時間でいいので，日々続けていただくことが何より大切ですね。

この筋弛緩法のポイントのところに「朝よりも夕方に行うほうがお勧めです」ってありますけれども，これは何か理由があるんでしょうか。

Ｃさん，朝起きた時とかに，何か手に力が入りづらいとか，経験はないですかね。

ああ，そうですね。

起きたばかりだと，身体に力が入りづらいかもしれませんね。脱力しているというか。身体がしっかりと起きている時間のほうが，先ほどの，筋肉をしっかり緊張させてから一気

に緩めるという対比がわかりやすくて，筋弛緩法がやりやす
いかもしれませんね。

私は，昼食の時に一番緊張します。お昼休みなんかにやって
もいいんでしょうか？

すごく良いと思います。緊張している時に実践するのももち
ろんいいのです。反対に，わりとリラックスしている時にも
実践していただくと，緊張している時とリラックスしている
時の身体の感じの違いがよくわかると思います。リラックス
している時にはご自分の身体はどんな感じなのか，それを
知っておくことも大切ですね。

わかりました。実践していこうと思います。今日はありがと
うございました。

ありがとうございました。

（2）ケース 4：会食恐怖症の男性大学生（21 歳，D さん）

【D さんと心理士のやりとり（「認知行動療法の導入」と「SUDs の導入」の場面）】
（※心理士の言葉を白の囲み，D さんの言葉を緑色の囲みで表す）

認知行動療法の導入

D と申します。

よろしくお願いします。今回担当させていただきます臨床心
理士の○○と申します。

実は，今日は主治医の先生から認知行動療法というものを受
けてみたほうがよいということで参りました。私は主治医の
先生からお薬を処方されていまして，そのお薬は社交不安症

に効くお薬だということ，それから，あと頓服というものも
もらっています。私としては薬物療法だけで良いのではない
かなと思いましたが，主治医の先生が一度，認知行動療法を
受けたほうがいいと言うので。

先生からは，Ｄさんには食事だとか人前でお話しすること，
行動の面での支障といいますか，お困り事もあるようにお聞
きしていたんですが，そのあたりは，お薬の治療をされてい
かがですか。

治療前よりは少しは良くなったと思います。

そうですか。

しかし，お薬は結構眠くなったりして，辛いかなという時も
ありました。

しかし，前よりは良くなっているということですね。

そうですね。

恐らく，以前よりは辛い身体の症状や不安の強さが少し下
がったのではないかなと思うのですが。

私もそう思います。しかし，完全に元の状態に戻ったという
わけではないですね。やはり，ゼミが終わった後に懇親会と
かに出席するということになると不安が格段に強くなりま
す。ですから，懇親会とか行く前は必ず頓服を飲んで参加し
ております。

Ｄさんがおっしゃるように，お薬の治療も非常に大事です
し，引き続きしていかれるのがよいと思います。一方で，今
回，主治医の先生が勧められた認知行動療法についても検討
してみたいと思います。人が一度嫌な思いや辛いことを経験
してしまうと脳はそれを覚えてしまうんですね。"学習"と

も呼びます。Ｄさんは治療前，お薬の治療を始める前は懇親会に行く，あるいは誘われて行こうとすると，非常に辛い症状が出て，嫌な思い，しんどい思いをされましたよね。それを，まだ，Ｄさんの脳は覚えているんですね。今は，お薬で症状は和らいではきています。けれども，「懇親会は危ない」，「懇親会に行こうとすると大変なことになる」というのは，まだＤさんの中にインプットされたままになっているのではないかと思います。そのあたりはいかがお考えでしょうか？

確かに懇親会は非常に怖いです。主治医の先生からは，お薬以外に，引きこもらずに大学との接点を保つために大学の図書館を利用することを勧められました。また，飲食に関しても，「そういうあらたまった外食でなくても，例えば，コーヒーショップで飲み物だけでもよいから注文してみたらどうか」と指導されました。けれども，大学でも，コーヒーショップでも，やはり不安はなかなか抜けない状況です。

そうですね。その点に関しては，やはりお薬だけで変えていくのは難しいと言われています。先ほど言った，Ｄさんにインプットされてしまっていること，例えば「○○に行くと具合が悪くなるから○○に行くのは怖いこと」といったことを変えていく必要があります。そこで"行動療法"といいまして，行動して新しい経験をすることによって，今インプットされていることを少しずつ変化させることができます。お薬だけではなくて認知行動療法も併用していかれると，もっとＤさんの行動範囲は広がると思います。それには少しコツがいるので，そこをＤさんにお伝えしながら一緒にやっていけたらと思いますが，いかがですか？

私もお薬だけでは良くならないということを実感していますので，今回そのコツというものを教えていただければと思います。

ありがとうございます。それでは，行動療法，曝露療法と呼ばれることもありますが，これについてご説明してもよろしいですか。

曝露療法？

曝露，なのでちょっと怖い感じがするかもしれないんですが……。

何か怖いイメージですね。

そうですよね。例えばDさんが「これは怖い状況である」と思っている場面に向き合っていくという方法なのです。向き合って新しい経験を得ていくという治療なので，この，"向き合う"ということが"曝露"という言葉で表現されていますね。

それでは，主治医の先生がおっしゃった，例えばコーヒーショップに行く，大学の図書館を利用するということも，一種の曝露療法なんですか？

そうなのです。したがって，Dさんは既に，曝露療法をスタートしていると言えるかもしれないですね。

それが曝露療法だったんですね。

そうなのです。Dさんはすでに曝露療法を始められてはいるのですが，ここで心理士をコーチにつけて行えば，よりうまくいくのではないかというのが主治医の先生のお考えですね。

そうですか，それなら少しやってみても良いかなと思います。

SUDs の導入

それでは，先ほどお話した「コツ」の 1 つ目をお伝えしたいと思います。まず SUDs（サズ，サッツ）というものについてお話ししたいと思います。

「サズ」とはどういうものでしょうか？

これは，一言で言うと不安や苦痛のレベルを数字で表すという方法ですね。

数字で？

はい，数字で表します。SUDs は英語の Subjective Units of Disturbance Scale の頭文字を取って，S, U, D, S と書いて「サズ」と読みます。日本語では「自覚的障害尺度」となります。"subjective" ですから "主観的な" と訳されて，D さんが主観的に自覚する不安やしんどさの程度を，例えば「SUDs は 40 くらい」というふうに表します。

主観的ということは，私の思いでよろしいんでしょうか？

そうです。D さんがどう感じるかということがすべてです。同じ行動でも，例えば D さんの SUDs と私の SUDs では全然違うと思うんですね。SUDs は，多くの場合，0 から 100 の間の値を取って，5 か 10 刻みで表現します。

0 は不安が低い，あるいは，ない状況ということでよろしいですか。

そのとおりです。

100 が一番強いということでしょうか？

そうです。考えられる限り最大の不安，苦痛ということにな

りますね。そして，その中間が50，SUDs 50ということになります。SUDs 0は，Dさんがおっしゃったように不安がない状態となりますので，「あなたにとってSUDs 0の場面ってどんな場面ですか？」とお聞きすると，多くの方が自分のお部屋で非常にリラックスしている場面や布団に入って寝る前の力が抜けている場面を挙げられますね。

それでは，私の場合のSUDsが0というのは，自宅で過ごしている時，自宅で1人で飲食をする時も多分0ですね。

そうですか，自宅で1人で飲食をする時もSUDsは0ですね。

それと，先生がおっしゃったSUDsが100というのは，懇親会で同級生や教授と一緒に飲みに行くことが今一番辛いので，多分それが100だと思います。

100は今考えられる限りの最高レベルの不安，恐怖，苦痛ということになります。SUDs 100は，やはり多くの方が今治療されている症状に関する場面，過去に症状が出たとか，予期不安が非常に強い場面とかを挙げられますね。Dさんもそうですか？

そうです。それでいくとSUDs 50は，主治医の先生がおっしゃったような，1人でコーヒーショップとかに行くこと，食べ物は注文しないで飲み物だけを注文するぐらいが50かなという気がします。

わかりました。これから治療していくと，SUDsはどんどん変化していくと思います。例えば，今は，Dさんは1人でコーヒーショップに行って飲み物を注文することをSUDs 50とおっしゃったんですが，これからDさんが良くなっていくと，この値は低くなっていくと思います。

下がっていくのですね。

はい，下がっていきます。ですから，今治療している症状と関係のないこと，例えばもともと苦手なこと，嫌いなことなんかでも SUDs を評価しておくことも必要です。それについては治療が進んで，Dさんが良くなっても，あまり SUDs の値が変化しにくいので，基準といいますか，"物差し" としてずっと使えると思うんですね。今治療している症状とはあまり関係しないことで，SUDs 50 くらいのことって何か思いつきますか？　50 だと，結構嫌なこと，怖いことになると思うのですが。

そうですね……もともと嫌いなことで言えば，遊園地のジェットコースターなんかは怖いので好きではないです。みんなが楽しんでいても乗りたくないですね。もっとゆったりした乗り物だったら，SUDs がもっと低くなるかもしれませんが，ジェットコースターに乗るのがしいて言えば SUDs 50 くらいでしょうか。

今治療している会食恐怖症が良くなってからも，Dさんはやっぱり変わらず，ジェットコースターには乗らないですか？

そうですね，多分，嫌ですね（苦笑）

それなら，「遊園地のジェットコースターに乗る」が SUDs 50 という "物差し" として使えますね。現時点では，「1 人でコーヒーショップに行って飲み物を注文する」も大体同じくらいの SUDs で，50 くらいという理解でよろしいですか？

はい，だいたい同じくらいかなと思います。

わかりました。治療が進んでもっと良くなると「1 人でコーヒーショップに行って飲み物を注文する」の SUDs はもっと低くなって，「前はジェットコースターに乗るのと同じくらい

のSUDsだったんだ，そんなに高かったんだ」って懐かしく振り返る日がくると思います。そういう意味で"物差し"を1つ設定しておくといいと思います。次に，曝露療法，行動療法をどう進めていくかについて説明します。SUDsがあまりに低過ぎることに曝露，つまり挑戦しても，それは1つの経験にはなるのですが，簡単すぎると自信になりにくいのです。

簡単過ぎても駄目なんですね。

繰り返し経験することも大事なので，駄目ということではないんです。けれども，Dさんに達成感を持ってもらって，自信をつけていただくには，少し難しくて，しかし，難し過ぎないことに挑戦することが大事です。SUDsがあまりに高過ぎることから挑戦しても，それはそれでうまくいかないことが多いです。ちょうどよい目安としては，SUDsが40ぐらいと言われているんですね。

40というと…？

先ほどの「1人でコーヒーショップに行って飲み物を注文する」が50なので，それよりもう少しだけやりやすい行動が，今ちょうどいい目標になるかと思います。

例えば，コンビニへ行くとかですか？

コンビニに行くのは，1人でコーヒーショップに行くよりも少し簡単になりますか？

そうですね。コンビニは飲み物を買うだけで，そこで飲むわけでないので，少し楽です。

そうですか。それは，SUDsが40ぐらいですかね。

はい。

では，この 40 ぐらいの行動から練習していきましょう。

それでは，コンビニをうまく利用してみますね。

そうですね。先ほども言ったように繰り返し練習していきますと，SUDs はだんだん下がっていくと思います。そうしたら，「これはもうだいぶ SUDs が低くなったから大丈夫」となりますよね。そうすると，もっと高い SUDs だった行動が 40 ぐらいに下がってくるんですね。それでまた，SUDs が 40 ぐらいの行動を練習して平気になって……ということの繰り返しですね。イメージとしては，だるま落としのような感じです。下の段が抜けると，上の段がそこに落ちてくる，そこをまた抜くと，さらに上の段が落ちてくる，ということです。今，D さんが症状のためにできなくなったこと，強い不安を抱えながらしているような行動が，かなり低い SUDs で達成できるようになったら，行動療法は終わりということになります。

なるほど。私は，まず 40 ぐらいのところから練習して，そして，さらに苦手な 50 辺りの行動も，また次のステップとしてやっていくと。

そうですね。それぞれの行動の SUDs が変わっていくと思います。

50 だったコーヒーショップも 40 とかに下がっていくということですね。

そうです。

そして，それを続けていけば，今は最も怖い 100 である懇親会なんかも，SUDs が少しずつ下がっていくということなんですね。

はい。いずれ懇親会が SUDs 40 になると思います。今はあ

まり SUDs が高過ぎる行動を無理に行う必要はありませんので，着実に一歩ずつ達成していきましょう。

この SUDs というのは，何かに記録したほうがいいんでしょうか。

そうですね。まずはご自分で，「今の不安は SUDs でどれぐらいかな？」と考えること自体が大事です。できれば記録を取っていただけるともっと良いと思います。

これから，専用のノートを作って，何月何日にどういうことをして SUDs がいくつだったかを書き留めます。次から，ノートを先生に見てもらおうと思います。

とても助かります。D さんが良くなっていく記録にもなりますね。

そうですね。そういう数字で自分を客観的に見ていくという感じですかね。

まさにその通りです。不安が下がっているのが，よりはっきり見えて自信になると思います。

わかりました。それでは，これから頑張って曝露療法をやっていきたいと思います。

一緒に頑張りましょう，よろしくお願いします。

（3）ケース 5：再発した嘔吐恐怖症の女性（31 歳，E さん）

【E さんと心理士のやりとり（「認知行動療法の再導入」の場面）】

（※心理士の言葉を白の囲み，E さんの言葉を緑色の囲みで表す）

認知行動療法の再導入

> 先生，お久しぶりです。

> お久しぶりです。お会いするのは 3 年ぶりですね。

> はい。今回のきっかけは，3 歳の娘が最近吐いたのです。私，その時すごく驚いてしまったんです。

> そうですよね。

> 何かスイッチが入ったように，一度治ったと思った嘔吐恐怖症がまた一気に出てきたような感じがしました。まず，娘が吐いた時，娘が吐いたものをまともに見ることができませんでした。それから，それを処理できませんでした。そして，一番困ったのは，娘を抱いて体調をしっかり確認することも怖くなったのです。結果として，私の母親に娘の嘔吐物の処理をしてもらったんです。一度は治ったと思ったんですけれども，こういう形でまた悪くなってしまいました。それで，今回，また主治医の先生を受診しました。先生からは認知行動療法をまた受けたらどうかということを勧められました。

> そうだったんですね，それは大変でしたね。E さんは以前，1 つずつ不安なことにも向き合って乗り越えていって，出産という大きな目標もあって，そこに向かって本当に着実に良くなっていかれましたよね。今回，少しぶり返しといいますか，お困りですけれども，それでも E さんはまた乗り越えていかれるんじゃないかなと思います。今はちょっと自信がなくなっているみたいなことはありますか？

やはり，先ほども申しましたけれども，具合の悪い娘を抱くこともできない。それから，嘔吐したものを処理することもできない。本当に私は駄目な母親だと思います。また，母親，夫にも迷惑をかけてしまいました。この状況が続くと思うと何か情けなくなってしまいます。

今回は，不安や恐怖だけでなく，自責の念というか，自分は駄目だなという気持ちもお強いですね。

本当に駄目な母親だと思います。

うーん，そうですか……。さらに，症状がこのままなのかなという不安も重なってきているということですね。

おっしゃるとおりです。

以前は自分のことがメインだったというか，自分がいかに不安をコントロールできるかということに集中して治療されていました。しかし今回は，娘さんのお世話をどういうふうにできるかということが問題に入ってきています。もしかしたら，前回と違ってその点が，Eさんが困難な状況をちょっと乗り越えづらくなっている要因でしょうかね。

そうですね。3年前の時は私1人でしたけれども，子どもができて，今は娘のことを考えていかなきゃいけない。その時に，自分の嘔吐恐怖のスイッチが入ってしまったというのは，非常に辛いです。

そうですよね，でも，こういう，またスイッチが入ってしまうということは，Eさんだけじゃなくてほかの患者さんでもあることですし……。

そうなんですか。

でもまた乗り越えていくことは，もちろん可能だと思います。

　私，一度，認知行動療法を行って3年前に良くなったので，それで完治したのかなと思っていたんですよね。こういう自分はどうしたらよいかわかりません。

向き合っていく対象というか，乗り越えていくものが，以前とは少し違うというだけの話なのかなと思います。今回，娘さんのお世話ができなかったことはすごくショックだったと思いますし，自信をなくされる気持ちも理解できます。ただ，そこでEさんの自責の念が強くなり，自分は駄目だと思うことによって，余計，ご自分の不安や嘔吐恐怖の症状に対する注目が強くなってしまったのではないかなと思います。したがって，自分のことを責めれば責めるほど嘔吐恐怖も強くなってしまうという，この悪循環をいかにコントロールしていくかが今回の治療のポイントになると思います。3年前に，不安を乗り越えていって出産までこぎ着けたEさんですから，今回も必ず乗り越えていくことはできますよ。

　そうしますと，方法としては，3年前に行った曝露療法を行っていくということですか？

はい，前回と同じ治療法でと思います。しかし，不安や恐怖の対象が前回とは少し違うので，そこは工夫していく必要があると思っています。

　私，娘のかかりつけの小児科医院にも行けないんですよ。

そうなんですね。怖くなってしまうのですね。

　娘に何かあった時は，夫や母親に行ってもらっています。

Eさん，以前治療された時も，高い不安があることや難しい行動を初めからどんどんやっていたわけではなくて，少しずつ段階を踏んで乗り越えて，自信をつけていきましたよね。今回もそれは同じですので，まずは不安を抱えられるところ

134

からしっかり乗り越えていきましょう。場合によっては，御主人やお母様に SOS を出すことも，むしろしっかりやっていきましょう。

SOS を出していいんですか？

もちろんです。

まず，辛い時は夫や母親に連絡してもいいでしょうか？

そうですね。そしてそれと同時に，Ｅさん自身が不安をしっかり乗り越えるということも行っていきましょう。

わかりました。

現状，娘さんとの間でできなくなっていることが多いので，まずは娘さんをしっかり安心させることをやっていきましょうか。それがきっと，Ｅさん自身のことをしっかり落ち着かせるということにもなると思います。例えば，娘さんの具合が悪い時に，必ずいつも吐くとは限らないと思うんですが，どうですかね。

確かにそうです。理屈ではわかっているんですけれども，それこそ先ほど言ったスイッチが入ってしまうと怖くなってしまうんですよね。

もしかしたらＥさんの様子を見て，娘さんもそれを察知して不安になってしまうのでしょうか？

そうなんですよ。娘も何か落ち着かなくなっているようですね。

そうですね。まずは，不安があってもしっかり娘さんを抱きしめてコミュニケーションを取るということが，Ｅさんに初めに挑戦していただきたいことかなと思いますが，いかがですか？

まず，そこから始めてまいります。

それでも，本当に娘さんの具合が相当悪くて，「これは自分ではサポートし切れないな」という時は，しっかりご主人なりお母様に SOS を出して，自分ができることと今は無理なことをはっきり伝えてください。E さん，以前行動に SUDs をつけていただき，できそうなところからやっていきましたよね。

そうですね。

それは，全く今回も同じです。

わかりました。今回は一番 SUDs が高いのは，娘が嘔吐している状況です。

SUDs は 100 ですね。

あと，小児科に娘と一緒に行くのも 100 と言ってもいいかもしれませんね。今回はあまり 0 というものがないんですよね。ほとんど SUDs は 80 以上という感じです。

80 以上ですか。E さんが，今一番リラックスできて不安から解放される時はどのような時ですか？

やはり休日，母親がいたり夫がいたりする時は安心できますよね。

そうなんですね。

反対に，平日の日中や子どもと 2 人の時は不安が強いですね。

2 人だと一気に不安が強くなってしまうということですか？

そうですね。

以前も言いましたが，大体 SUDs 40 ぐらいのところから
しっかり向き合って自信をつけていくことが必要です。E さ
んにとってあまりにも SUDs が高い場面では，今は1人で抱
え込まずしっかり助けを求めていきましょう。

それでは，休日，夫と一緒に娘と外出したり，一緒に遊んで
あげるとか，そういうことから始めてもよろしいですか？

そうですね。休日とかに，たとえ娘さんの調子が悪そうでも
しっかり娘さんと向き合うということは，ご主人やお母様が
いたらできそうですか？

夫や母親はすごく私に協力的ですので何とかできそうな気が
します。

そうですか。

きっと，協力してくれると思います。

そうなのですね。今後，自信がついたら，1人で挑戦してみ
るという機会は増えてくると思います。したがって，今は遠
慮せずにご主人やお母様に協力してもらって，ちょうど良い
SUDs のところからやっていきましょう。

そうですね。

小児科に関しても，まずはお1人ではなくって，ご主人やお
母様に一緒に行っていただくと SUDs は下がりますね。

1人でなくてもいいんですね。

初めは一緒で大丈夫ですよ。

それでは，しばらくは夫や母親と一緒に小児科に行ってみよ
うと思います。そういう感じで，3年前と同じように先生に
SUDs を報告させていただいて，以前に教わったリラクセー

ションも行いながら認知行動療法をやっていこうと思いますので，よろしくお願いいたします。

こちらこそよろしくお願いします。

【引用文献】
1）清水栄司：嘔吐の生理的メカニズムと治療への介入．貝谷久宣監修・野呂浩史編：嘔吐恐怖症―基礎から臨床まで―，金剛出版，東京，p.42-55, 2013.
2）小松智賀ほか：嘔吐恐怖尺度の開発と嘔吐恐怖に対するエクスポージャー．貝谷久宣監修・野呂浩史編：嘔吐恐怖症―基礎から臨床まで―，金剛出版，東京，p.130-45, 2013.
3）小堀修：不安の認知理論と嘔吐恐怖の認知療法．貝谷久宣監修・野呂浩史編：嘔吐恐怖症―基礎から臨床まで―，金剛出版，東京，p.148-72, 2013.
4）野呂浩史，荒川和歌子：約半年間で著明な改善を認めた嘔吐恐怖症の男児例．精神医学，53: 875-79, 2011.
5）森ゆみ，森貴俊：EMDR が奏効した嘔吐恐怖症の女児例．EMDR 研究，10: 65-74, 2018.

【参考文献】
野呂浩史，荒川和歌子，本間美紀：嘔吐恐怖症を併発したパニック症患者の検討．日本心療内科学雑誌，13: 10-15, 2009.

【さらに詳しく知るための文献】
貝谷久宣監修・野呂浩史編：嘔吐恐怖症―基礎から臨床まで―．金剛出版，東京，2013.
心療内科・神経科 赤坂クリニックにおける嘔吐恐怖症の治療（https://www.fuanclinic.com/byouki/oto_mt.htm）（2022 年 3 月 13 日閲覧）

第5章

嘔吐恐怖症および会食恐怖症におけるVRを使用した曝露療法

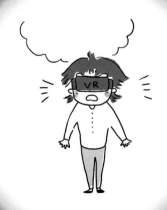

　本章では，バーチャルリアリティー（virtual reality：VR）を使用した曝露療法の現状と嘔吐恐怖症＋会食恐怖症専用ソフトの紹介，さらに第3, 4章で登場されたEさんへのVR導入のやりとりをご紹介いたします。

Ⅰ．VRを使用した曝露

　曝露は認知行動療法における治療技法の1つです。詳しく言うと，望ましくない恐怖反応を引き起こしている刺激に対して，不安や不快感が低減されるまで患者さんを曝露し，不適応な反応を消去するという治療手続きです。これまでに曝露療法は恐怖症などの不安症の治療に用いられ，その治療効果が実証されています。曝露療法には，現実の刺激に対する in vivo 曝露，患者さんにイメージしてもらった刺激に対する想像曝露などがありました。高所恐怖や電車恐怖，虫恐怖などは in vivo で刺激を呈示することができますが，雷恐怖のほか，身体症状が強く出現しやすい嘔吐恐怖症および会食恐怖症のように刺激の呈示が制御できない場合や，飛行機恐怖のように刺激状況を設定することに非常に時間とお金がかかる場合など，刺激呈示が困難なケースがあります。

　VRを利用した曝露療法の実施は1994年ころより報告されてきました。恐怖の型は閉所恐怖，広場恐怖，クモ恐怖，高所恐怖，飛行機恐怖が挙げられます。2000年以降は社交不安症，歯科恐怖，全般性不安症にVRが実施されています。

　2021年に私たちのグループが嘔吐恐怖症および会食恐怖症に対する専用VRシステムを開発し，すでに臨床の場で実践しています。このシステムの概要は後述します。

　VR曝露療法を実施するにあたり，私たちのクリニック（以下，当院）では認知行動療法に造詣が深く臨床経験豊富な臨床心理士が心理教育を実施しています。前述したように治療の導入部分である心理教育の段階で，曝露療法の原理とその有効性について患者さんが十分理解すること

によって，治療への動機づけが向上し，さまざまな曝露療法が導入しや
すくなります。曝露療法実施前後で患者さんの SUDs を評価し，患者
さんの不安の変化を適宜，確認することが重要です。

Ⅱ．嘔吐恐怖症および会食恐怖症に対する 専用 VR システムの概要

　現在当院では，嘔吐恐怖症・会食恐怖症の患者さんに認知行動療法の
一環として VR 曝露療法を行っています。以下に VR によって再現（設
定）することができる場面や状況について説明しましょう。

1. 場面としては，嘔吐恐怖症の方に対して「列車内」，「病院」，「教
   室」，「路上」，「居酒屋」の 5 場面が選択可能となっています。会
   食恐怖症の方に対しては「居酒屋」を設定しています。
2. 嘔吐恐怖症の方に対する VR 曝露の設定
   【リアリティーの設定】VR 上の登場人物のリアリティーを変更可
   能にしています。
   【嘔吐場面の設定】自分が嘔吐する，他者の嘔吐を目撃する，嘔吐
   した音のみ聞こえるなど，細かな設定が可能です。画面上の操作
   により「嘔吐の音を再生する／しない」，「人混み音を再生する／
   しない」，「自分が嘔吐する」，「相手が吐きそう」，「他者の嘔吐の
   目撃」，「吐しゃ物の目撃」，「嘔吐の音のみを再生する」などかな
   り細かな状況設定が可能となっています。
3. 会食恐怖症の方に対する VR 曝露の設定
   【リアリティーの設定】VR 上の登場人物のリアリティーを変更可
   能にしています。
   【会食場面の設定】「居酒屋」場面では，「お座敷」，「カウンター」
   の 2 種類の席があります。「1 人（場面上にいるのが自分だけ）」，
   「対面（場面上にいるのが自分と，自分と対面している人の 2
   人）」，「大勢（場面上に沢山の人が現れる）」，「人混み音を再生す

る／しない」など細かな状況設定が可能となっています。

Ⅲ．VR 曝露における心理士と患者 E さんのやりとり

（※心理士の言葉を白の囲み，E さんの言葉を緑色の囲みで表す）

E さん，こんにちは。

こんにちは。

これまで認知行動療法を一緒に進めてきていますけれども，どうですか。行動療法はどんな感じですか？

3 年前にも先生にご指導いただいたんですけれども，今回は何かうまくいかなくて，ちょっと自信がない状況です。

あら，うまくいかないというのは，どんな感じですか？

今は，娘を病院に連れていくというのが目標なんです。現実に病院に行くという機会があまり持てません。

そうですよね。

それから，病院で誰かが吐いていると想像するだけでドキドキしてきて，息苦しくなって，ちょっと病院に行くという目標のところで止まっているという感じですね。

でも，病院の前まで行ってみるという目標に関しては，頑張って取り組んでいましたね。

はい，病院の前までは何とか行きました。でも，そこから病院のドアを開けて中に入るということは，ちょっと難しいような気がしました。

もしかしたら，ドアを開けたらいきなり吐いているお子さんがいるかもしれないとか，徐々に SUDs を上げていくという

ことが難しくて，急に SUDs が上がってしまうというのが 1 つの原因でしょうかね。

　そのとおりです。実はおとといも母親が胃腸炎になって，かかりつけの内科の病院に行ったんですね。いつもならば私も付き添ってあげていたんですが，母親が胃腸炎ということは，何かノロウイルスだとか，そういうものをもらってくるのではないかという気持ちになって，あとは病院の中に吐きそうな人とか吐いている人とかがいるかもしれないし，母親に付き添って病院の中に入っていくことはできませんでした。

そうだったんですね。

　今回は，1 回目と違ってうまくいっていないような気がします。今回はあまり自信が持てません。

そうなんですね，でも E さんは今回もよく頑張られていますよ。どうしたらもっと自信をつけていけるか，前回の行動療法との違いを考えてみましょうか。前回との違いとして，前回は自分が吐き気を経験するのではないかとか，自分の具合が悪くなるのではないかという不安を乗り越えていくというのが行動療法の中心でしたね。

　そうです。自分のことに関しては，1 回目は先生のご指導ですごくうまくいったと思います。無事に妊娠，出産を乗り越えましたし，あれで自信はついたと思うんですけれども。今回は，娘，あるいは母親の病院に付き添うという目標に対して先に進まない状況がもどかしいですね。

そうですよね。人が気持ち悪そうにしているとか，実際に人が嘔吐している場面を少しずつ練習していくという機会は，なかなか現実では難しいですものね。

はい。先生，先週，私の親戚のお子さんが通っている保育所でノロウイルスが流行したという話を聞きました。それだけでお子さんが吐いている場面を想像してドキドキして，自分のことではないのはわかっているんですけれども，冬場のノロウイルスという言葉を聞いただけで動揺してしまいました。この冬場はとても怖いです。

そうですね。以前Eさんはご自分の不安に関して，少しずつ向き合って乗り越えていった経験がおありですから，今回も原理としては同じような形で乗り越えられると思います。しかし，今回は今お話ししていたように，現実生活で少しずつ不安のレベルを上げていくというのはなかなか難しいところがあると思うんですね。したがって，今回の行動療法に関しては，バーチャルリアリティーを使用してみましょう。ご存じですかね，バーチャルリアリティーって？

いえ，初めて聞きました。

そうですか。今は，例えばゲームなどに使われていますね。頭にゴーグルをつけて，三次元の仮想空間が体験できるものです。

よく子どもらがゲームでやっているものですか？

そうです。

あれは何か見たことがあります。

ゴーグルをつけていると，実際，目の前にあるわけではないんですけれども，まるで目の前にそれがあるかのように映し出すことができるんですよね。

そういうものがあるんですか？

そこの場所に，例えば，病院にいなくても，今まさに自分が

病院にいるかのような感覚で体験することができます。例えばこのクリニックにいてゴーグルをつけて，別の病院に行ったかのような仮想空間を体験することができるというのがバーチャルリアリティーですね。

では，私は実際に本当の病院に行かなくてもよろしいんですか？

そうですね。まさに今病院にいるかのような，見えるものとか聞こえる音とかを再現することができるという，最新の技術なんです。

なるほど。

ゲームだと，家にいながらも野原を走るといったイメージでゲームすることがあると思うんですけれども，仮想空間の中でできるというのが特徴です。

仮想空間では私が苦手な病院や嘔吐の場面が出てくるのでしょうか？

そうですね，日常では不安のレベルの低いところから段階的に向き合っていくことが難しいような場面，それをバーチャルリアリティーで再現したものに少しずつ向き合っていきます。以前，E さんがやっていた曝露療法と原理はまったく一緒ですよ。SUDs の低いところから少しずつ向き合って慣れていく，乗り越えていくということができるようになっているので，そうすると，バーチャルリアリティー上で「ああ，こんな感じか」と，意外に大丈夫だったという自信をつけていくことができると思います。そしてそれが，"実際の病院のドアを開ける"という第一歩を踏み出すための後押しになるのではないかなと思いますが，いかがですか？

ちょっと怖い気もしますけれども，今は現実に病院に行こう

と思っても行けませんし，ちょっと停滞している状況です。怖い気持ちはありますけれども，3年前にやったことをまた思い出して，先生のご指導の下で，VRをやっていこうと思います。

Eさんは，以前もしっかり乗り越えていったので，今回も1つずつクリアしていけば，必ず自信がつくと思います。できるところからやってみましょう。

お願いします。

よろしくお願いします。（心理士がVRシステムの使用準備を行う）
それでは，準備が整いましたので初めてのVR曝露に挑戦してみましょう。このシステムは，例えば，具合が悪そうにしている人を見るというところから始めて，それに少し慣れてきたら，今度は嘔吐している人を目の前で見るというように，SUDsの低いところから始めて少しずつ高いところへ挑戦していきます。また，映像だけでなく音に関しても調節が可能です。もし音があるとあまりにもSUDsが高ければ，最初は音なしでという設定にすることもできます。

すみません。音というのは，もしかして吐いている時の音でしょうか？

そうなんです。

それも再現できるんですか？

再現できるんです。

ちょっと怖いですね。

そうですよね。したがって，初めからあまりにもSUDsの高いものに無理に挑戦しなくてもいいというのは，前と一緒で

す。こちらのシステムではいろいろな場面を再現することができるのですが，E さんの場合，病院の場面が今問題になっていますよね。

そうです。病院がとても怖いです。

病院の中に具合の悪い方がいるという場面を再現することもできますので，まず，病院の場面から練習していけたらと思いますがいかがでしょうか？

今日，今から病院の場面をやるんですか？

そうです。まずこちらが，これから体験していただく VR の場面を写真にとって印刷したものです。このように病院の待合室の場面で，ここに，E さんの正面に人がいますよね。

はい。

ゴーグルをするとまさに今この場面の中にいるかのような体験ができるわけですが，この E さんの正面の人が具合悪そうにするとか，あるいは，この人を私の操作で嘔吐させることができます。

先生がそのパソコンを見ながら，いろいろな場面や状況を設定して操作してくださるんですか？

そうなんです。

では，私が見ているのと同じものを先生がパソコンで見ていて，いろいろ操作してくださるわけですね。

そうなんです。今，VR ではなくこうやって紙で見た時に，このロボットみたいな人が少し具合が悪そうな様子になったとしたら，SUDs はいくつくらいですか？

こうやって紙で見るだけなら 50 ぐらいでしょうかね。

50 ぐらい。結構高いですね。

もしこの人が目の前で動いて，吐いたらと思うと，ちょっとドキドキします。

そうですよね。この同じ場面で，音がしなければ SUDs はどれぐらいになりますか？

音とかなければ，10 とか下がるかもしれませんので，40 というところでしょうかね。

そうですか。40 くらいと。では，最初は音がないところからやったほうがいいですね。

そうですね。そこからお願いします。

今この人は，ロボットみたいな感じの人に設定しています。これがもし，もう少しリアルな人になったら，SUDs は変わります？

ちょっと怖いですね。このロボットみたいな人なら現実的ではないので，不安はあまり高くならないです。先生の設定で，それがリアルな人に変わるわけですか？

そうなんです，両方できるんですよね。E さんの SUDs に合わせて設定を調整することが可能です。

それならできれば，先にロボットのほうが私にはいいかなと思います。リアルな人だともっと不安が高くなりそうです。

そうですね。では，病院の待合室で，リアルさは少し低いロボットのような人が具合悪そうにしている，かつ，音のない状態という場面から，バーチャルリアリティーで体験してみましょうか？

よろしくお願いします。このゴーグルをかければよろしいで

すね。（E さんがゴーグルを装着する）

大丈夫ですか？　どうですかね。病院の待合室のシーン，見えていますか？

はい，待合室ですね。ちょっと怖いですね。

そうですか。

前に人がいます。患者さんがいますね。

先ほど見た，あまりリアルではない人ですね。

そうですね。

ちょっと怖いですか。少し周りを見回してみてください。今周りに誰もいなくて，向かい側にこの人だけという感じなんですが，どうでしょう。これに周りにほかにも患者さんがいるのと，今の，この人と対面で 2 人きりなのと，どちらの SUDs が高いですか？

もし他にも患者さんがいたら，SUDs は上がると思います。

そうですか。では，このまま患者さんの数は増やさないでおきましょう。

あ，それから，左側を向くと，お手洗いがありますね。お手洗いがちょっと気になります。

気になりますか？

もしかしたら，中に具合の悪い方がいらっしゃるのかなと思います。

そうですね。病院の待合室にいるというだけで，ちょっと緊張が高まりましたかね。

150

はい。

今，SUDs はどれくらいですか？

今，50 くらいです。

そうですか，さっき写真で見た時より少し高くなりましたね。Eさんの不安が下がってくるまで少し頑張って向き合っていましょう。

はい。

まず目の前の人の様子をよく見てみましょう。

先生，ここで，この前教えていただいた呼吸法や筋弛緩法とかもやってよろしいんですか？

基本的には，曝露の最中には使わないほうがいいんですが，辛いですか？

わかりました。このVRに集中します。

曝露はこれから少なくても 20 分程度行います。それに入る前に呼吸法とか筋弛緩法をやってから臨むというのはいいかもしれないです。

そうなんですね。

そうしましょうか。

いや，大丈夫です。ちょっと，ドキドキしていますけれども。まだ，大丈夫です。

そうですか，だんだん慣れてくると思いますので，ではもう少し向き合ってみましょうか。（数分経過）……どうですかね。少し待合室には慣れてきましたか。SUDs は？

そうですね，45 くらいです。待合室の構造だとかがわかってきました。

では，ご自分が病院の待合室で座っていて，目の前に少し具合が悪いのかなと思う方がいるという状況にちょっと集中してみてください。

はい。

（数分経過）……SUDs は？

変わりません，45 くらいです。

普段だったら，何かここでやっていることとかありますかね？

こういう時は，なるべく周りを見ないように下を向いたり，あと，音楽を聞いたり，スマートフォンとか見ています。

今もちょっと目を背けたい感じですか？

はい。できれば，下を向いて，ほかのほうは見たくないですね。でも今は真っすぐ前の方と対面しています。

そうですよね。今は頑張って，しっかり前を向いていますね。

はい。

ご自分が呼ばれるのか相手の人が呼ばれるのか，少しこのまま待っていましょうか？

はい。

……3 分ぐらいたちましたけれども，どうですかね。今，感じていることや身体の感じっていかがですか？

まだ，ドキドキしていますけれども，最初よりは少し雰囲気

152

になじんできた気がします。

なじんできましたか。SUDs はいくつですか？

40 くらいというところでしょうか。

40, 少し下がりましたね。引き続き，前のほうを見ていてくださいね。前の人が，さっきより具合が悪そうになっていますね。

そうですね。ちょっとドキドキしてきました。

SUDs はいくつですか？

また，50 ぐらいに上がりました。

50 ぐらいですか。しばらく，この人を頑張って見ていてくださいね。

えっ，見るんですか！

はい。だんだん慣れていきますからね。E さん，ちゃんと視線をそらさず見ていて，すごいですね。しっかりできていると思います。今どんなことを考えていますか？

いや，前の方が具合悪そうになってきて，私も不安です。できれば目を背けたい，下を見たいという気持ちが強いです。

でも E さんは，目を背けるとさらに不安が高くなることも知っていますね。

先生に心理教育で何回も教えてもらいました。

ちょっと頑張って，そこにとどまりましょうね。

はい。

……3 分くらいたちましたけれども，今の SUDs はどうですか？

先ほどよりは下がってきました。40 から 45 ぐらいでしょうか。

今どんなことを考えていますか？

先ほどは目を背けたかったりしましたけれども，今は先生の指示どおり真っすぐ前を向くことに集中して頑張っています。

E さん，この正面の人が吐いたら，どうにかしなきゃいけないと思っていますか？

どうにかしてあげたほうがいいけど，いや，逃げ出すしかないですね。

ここは，病院ですから，何かあっても誰かが対処してくれますね。無理して対処しようと思わなくても大丈夫ですよ。
E さん，ここまでで全部で 17 分ぐらい，この人をちゃんと見続けているんですけれども，SUDs はいかがですか？

40 くらいでしょうか。

40 くらい，ちょっと慣れてきましたね。

ええ。私の前にいる人が，先生が操作されていると思いますけれども，あまりリアルな人でないので，ちょっと安心ですね。

そうですか。「これは VR だから」と思っていますか？

思っています。

思っていますか。そうなんですね。あんまり「これは VR だから」と思い過ぎても安全確保行動になってしまいますけれど……。

でも，現実はやっぱり辛いですよ。

そうですよね，今は「VRだから」と思っていても，これだけ不安が高いですものね。でも，「これはVRだから」と自分にたくさん暗示をかけることよりも，目をそらしたいような場面でもこうやって不安をしっかりコントロールできている，そのことのほうにできるだけ目を向けましょう。あまり「VRだから」と思い過ぎると，「じゃあVRじゃなかったら？　現実場面だったら？」という不安がかえって強くなってしまいます。

そのとおりだと思います。

Eさん，今でだいたい20分くらい見てくれているんですけれども，SUDsはいかがですか？

35ぐらいでしょうか，今は。

そうですか。今日の曝露は，ここで終わることもできます。Eさん，20分ぐらい頑張ってくれたので，不安も次第に下がってきて，一番高いSUDsが50ぐらいあったところが大分慣れてきて下がってきていますよね。

先生，もう少し頑張ります。もう少し強度を上げていただいてもよろしいですか。

大丈夫ですか？

頑張ってみます。

それでは，今日の目標は十分達成したので，この後はもっとSUDsの高い場面を試しに体験してみることにしましょうか。次回以降の目標を設定するための準備なので，今日はあまり頑張り過ぎないでくださいね。

わかりました。"試しに体験",ですね。

それでは,引き続き目の前の具合が悪そうな人を見ましょう。今何を考えていますか?

ちょっと辛くなってきましたね。

ちょっと辛い。「この人,吐いたらどうしよう」みたいな感じですか?

そうです。

身体の感じはどうですか?

ドキドキして,身体全体がこわばっている感じですね。

お辛いですね。でも大丈夫ですよ。SUDs はいくつですか?

40 ぐらいでしょうか。

そのまま,見ていてくださいね。(VR 内で他者が嘔吐する)今,SUDs はいくつですか?

目を閉じてしまいました。

目を閉じてしまいましたか。

だって今,前の方が嘔吐されましたよね。

そうですね。

いや,目を閉じてしまって……とても見られません。

そうですか,見られませんか。SUDs はどれぐらいですか?

SUDs は 70 です。

一気に高くなりましたね。でもよく頑張っていますよ。

5

嘔吐恐怖症および会食恐怖症におけるVRを使用した曝露療法

156

吐いてしまいました，前の方が。

そうですね。

いきなり出ちゃいました。

そうですね。今見られます？　目を開けられますか？

今目を開けましたけれども，辛いです。

前の人が吐いた物が足元にありますね。前の人は，今は吐いていませんが，嘔吐物が足元に見えます。SUDs はいくつですか？

吐いていなくても，60 くらいはあります。

そうですか。高過ぎますね，一度，元の場面に戻しますね。

すみません。

いえいえ。最初の"相手が具合悪そう"の場面に戻りましたね。今，SUDs はいくつですか？

今は 55 ぐらいに落ちましたね。

わかりました。では，もう少しこの場面で SUDs が下がるまで様子を見てみましょう。

はい。

E さん，かなり頑張っていただいていますけれども，どうしますか。ここまでで今日は終わりましょうか？

SUDs はかなり下がってきました。先生，嘔吐の音も体験してよろしいですか？

音も体験しますか！　E さん，頑張りますね。

せっかくですから。

そうですね。では，頑張って聞いてみましょう。

はい。

これまでは音はなしでしたが，今度はこの人が嘔吐する時に，嘔吐する音も流れます。E さん，今日は試しに体験することが目的ですから，目をつぶって，音だけを聞くのでも十分ですよ。

いいんですか，目を閉じて。

はい，今日は音だけ聞いてみましょう。

音だけに集中します。

ちょっと頑張ってくださいね。(心理士，嘔吐する音を再生する)

あー，音だけでも厳しいですね。音は非常に強烈ですね。

SUDs はいくつですか？

75 くらいです。

かなり高いですね。

先ほどは音なしで吐いている人を見て，今は音だけを聞いてみました。吐いている人を音も付けて見るのはまだちょっと辛すぎると思いますが，音だけだとまだいいのかなという気もします。

そうですか。吐いている音だけでもしっかり聞けているというのはすごいですよ。

こういうふうにいろいろ設定ができるんですね。
先生，待合室にいる患者さんの数を増やすことは可能なんで

すか？

できますよ。周りの人ですよね。

はい。今は対面に1人だけですけれども。

では，患者さんを増やしてみます。（心理士，待合室にいる患者の数を増やす）

かなり増えましたね。1人，2人，3人，4人，5人，6人，7人，8人，いますね。一気に増えちゃいましたね。

先ほど，ほかにも患者さんがいると不安が高くなるとおっしゃっていましたが，やはり不安は高くなりますか？

対面の人が嘔吐するよりはマシですけれども，やはり少し高くなりますね。

それは，何が違うんですか？

患者さんが多ければ，吐く人がいる可能性も多くなると思います。また，私がもし仮にここで吐いたら，たくさんの人に見られるわけですから，そういうことを思うと，怖くなっちゃいますね，人が多いと。

この人たちが，どうですかね。こちらをこのように向くと。（心理士，他の患者がこちらを向くように操作）

また目を閉じてしまいました。一気に皆さん，私のほうを向いて。

そうですよね。

何か，私，目を閉じなきゃいけないような気がしました。

また元に戻しますね。はい，これでさっきと同じ場面に戻りました。やはり，みんなに注目されると不安が高くなりまし

たね。

> 見つめられるよりも，皆さんがほかの方向を向いているほう
> が不安は少ないですね。このシステムでは，こういう細かな
> 設定が可能なんですね。

そうなんです。E さん，SUDs は今いくつですか。

> 今はまだ 55 くらいですかね。先ほど，7，8 人の方が一斉に
> 私を見た時は 80 までいったかもしれません。

そうですか，かなり不安が高くきてしまいましたね。

> いきなりこちらを向かれると，私がここで吐いてしまった時
> に，皆さん，どういうふうに思うのか。多分嫌な顔をされる
> と思うんですけれども，そういうことまで考えてしまうので
> す。

そうなんですね。今身体の感じはどうですか？

> まだ少しドキドキして，身体が硬直してこわばっている感じ
> です。

E さん，ありがとうございます。今日は本当に頑張っていた
だきましたね。ゴーグルを外してください。

> 今日は VR の体験をさせていただきまして，ありがとうござ
> いました。

本当によく頑張っていただきましたね。

> VR，仮想空間ということで，先生にいろいろ設定していた
> だいたので，私としても現実とは違った体験ができました。
> また，次回からもいろいろな設定で指導していただければと
> 思います。

5

嘔吐恐怖症および会食恐怖症における VR を使用した曝露療法

今日は"病院の待合室に具合の悪そうな人がいる"という場面にしっかり曝露できましたし，Eさんの頑張りで"その人が嘔吐する"，"嘔吐する音が聞こえる"，"周りにたくさんの人がいる"という場面も体験することができました。Eさんの SUDs に応じて目標設定して，少しずつこちらのシステムで慣れていくと，現実生活で病院に入ることに挑戦する際にもハードルが下がりそうな感じがしませんか？

そうですね。今日は初めての VR 体験で SUDs がかなり高かったんですけれども，SUDs がもっと下がってきたら，また，現実で病院の中に入ることにチャレンジしたいと思います。

そうですね。現実場面での曝露と VR での曝露，うまく組み合わせていきましょうね。Eさん，今の SUDs はどうですか？　まだ身体の感じは辛いですか？

今，先生とお話ししているうちに，現実に戻ったというか，かなり落ち着いてきました。SUDs は 0 ではないですが，10 くらいかな，でも身体も大丈夫です。また次回もよろしくお願いします。

不安が落ち着いて良かったです。次回もよろしくお願いします。

【参考文献】

貝谷久宣ほか：VR によるエクスポージャー療法．臨床精神医学，48: 1081-5, 2019.

注：VR 画像の例として図 1 〜 5 を次ページ以降に示す。

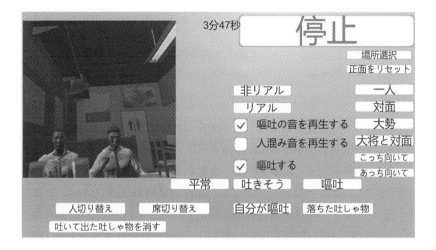

図 1　状況設定は PC 上でセラピストが細かく設定可能になっている

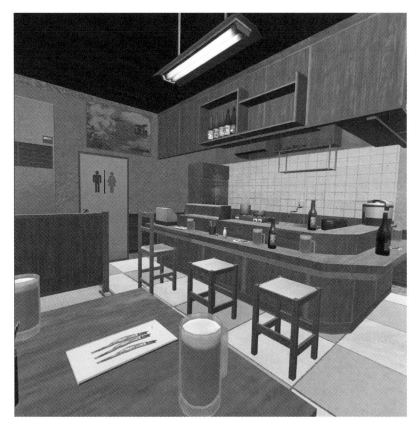

図2　会食恐怖症（自分1人しかいない飲食店）

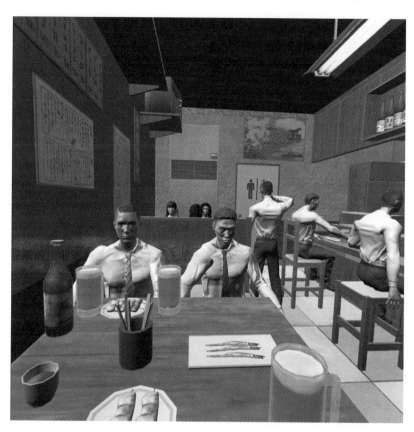

図 3　会食恐怖症（対面に 2 人，周りの客も多い状況を設定）

5

嘔吐恐怖症および会食恐怖症における VR を使用した曝露療法

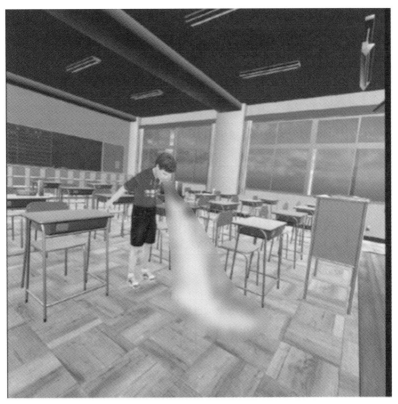

図4　嘔吐恐怖症（教室における他人の嘔吐の目撃を設定）

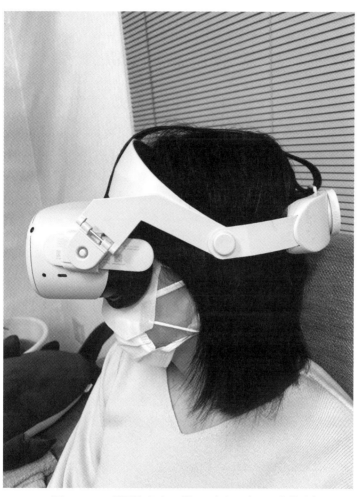

図 5　VR 曝露施行中の様子（ゴーグルを装着中）

第6章

当事者からいただいた
手記とインタビュー

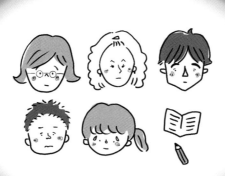

　本章には実際に当院に受診された方からの手記（10 ケース）とインタビュー（5 ケース）が掲載されております。

　治療中の方も，治療をある程度終えられた方もおります。当事者にしかわからない苦しみ，解決への工夫が盛り込まれております。ぜひ，ご覧ください。

Ⅰ．患者さんからいただいた手記 (F 〜 O さん)

（1）20 歳代，女性，F さん

診断：嘔吐恐怖症

　私は小学校 3 年生のころ，友達が教室で嘔吐するところを見てしまいました。その時はびっくりして目を閉じて嘔吐した友人を見られなかったことを今でも覚えています。それ以降，嘔吐した友人に近づくのも怖くなってしまいました。自分は他人が吐くことも，自分自身が吐くこともとても嫌です。その後も，こういう嘔吐に対して怖くなる時期が中学生になってもたびたびありました。でも，このことは両親にも友人にも言えなかったです。

　その後も，吐き気の起きやすい状況（乗り物，外食など）を避けてきました。残念ながら高校の修学旅行には参加できませんでした。

　20 歳の時に先生に診ていただいて，はじめて，自分が「嘔吐恐怖症」という病気であると知りました。治療を受けて半年ほど経ちました。最近，地下鉄に短い区間なら乗れるようになりました。今，苦手な状況は夜の酒場や終電です。吐く人を目撃する機会も多いですから。友人と一緒に居酒屋に行っても私はお酒を飲みません。また，食事も腹 8 分目と決めていますのでなかなか盛り上がりに欠けるというか，いつも，嘔吐のことが気になっているようです。

　しかし，これからも治療を続けて，まずは友人と電車やバスを利用して温泉に行くことが今の目標です。

（2）30歳代，女性，Gさん

診断：嘔吐恐怖症＋会食恐怖症＋広場恐怖症

　私は4歳のころ，祖母の前で嘔吐してしまいました。すごく驚いてしまったことを今でも覚えています。祖母は私が嘔吐したことを責めないでくれました（対人的トラウマ型）。しかし，祖母に迷惑をかけたと思っています。それ以降，人前で吐くのも，他人が嘔吐するのも怖くなりました。

　学生時代も友人と外食するのを避けていました。自分が嘔吐したら友人はすごく嫌な気持ちになると思いましたから。

　社会人になっても，同僚と飲み会に行けない，お酒を飲めない，お酒を飲んでいる人を見ると怖くなる，終電間際の駅や電車は酔客が多いので怖い，乗れない，夜のカラオケも行けませんでした。

　4歳のころの嘔吐は"トラウマ"だと思っています。なぜかというと，今もって自分を苦しめているからです。

　先生の診療を受ける前に，別のメンタルクリニックを受診しました。仕事中に急に吐き気に襲われたからです。そして仕事中，常に「嘔吐したらどうしよう」と思い，仕事に集中できず，しまいには仕事を休むことが多くなったからです。しかし，そのクリニックでは「ストレスじゃない？」と軽くあしらわれ，胃腸薬のみ処方されました。

　現在2人の子どもがいますが，いずれの子どもの時も妊娠して悪阻がひどくなると不安感が強くなり，「自分は出産できないのでは？」と思い悩み気分が重くなってしまいました。

　先生の診療をはじめて受けたのは3年前です。食欲がなく，固形物は食べられずゼリーしか食べられませんでした。食べることへの恐怖心が強く，"食べること＝嘔吐"という歪んだ固定観念と罪悪感が同居した状態でした。倦怠感，意欲の低下のほか，とにかく1人になりたかったですね。家族の顔すら見たくなかったです。美容室，歯医者，バス，電車，コンビニやスーパーのレジなど自分が逃げら

6

当事者からいただいた手記とインタビュー

れないと感じる場所がとても怖くて避けていました。無理して行こうとすると，吐き気，震え，発汗，めまい，息苦しさが起こりました。そうした辛い時期に先生から「嘔吐恐怖症」と診断され，なぜかホッとしました。

　それから，臨床心理士の先生が病気のことを詳しく説明してくださり，リラクセーション，SUDs を付けての曝露療法を指導していただき，自分の考え方も少しずつ柔軟になっていきました。

　今は何と，以前は一番怖かったスーパーのレジで働いています。最初は緊張しましたが，今は忙しく何かをしているほうが不安も紛れています。

　嘔吐恐怖症は正しく理解して治療を受ければ私のようにかならず良くなる病気だと思います。

（3）20 歳代，男性，Hさん
診断：嘔吐恐怖症＋パニック発作

　私は 18 歳のころ電車の中で突然，吐き気を催し，「人前で吐いたらどうしよう」という恐怖心に襲われました。同時に，息苦しさ，発汗，手の震えが出て死んでしまうのではと思い，途中下車しました（パニック随伴型）。それから，「また吐くのでは？　また急に具合が悪くなったらどうしよう」という思いを常に抱くようになりました。それ以降，電車やバスに乗れず，友人とも外食ができずバイトも退職しました。その後，症状は一進一退でした。歯医者，満員電車，外食，美容室も避けていました。信頼できる友人には体調を打ち明け配慮してもらいましたが，申し訳ないと思っていました。

　21 歳，そうですね，大学 4 年生の時です。体調が良いと思った日に 1 人で外食に行きました。そこで，急に食べることが怖くなってしまったのです。息苦しくなり，「吐いたらどうしよう？」という気持ちが強くなり，食事を中断して急いで外に出ました。「あの時，嘔吐したら周りの人たちにどんなに迷惑をかけたのだろう」と思いま

した。「1人で外食しても，周りの人はいる」と考えると他人の視線
がいつも気になり，ネガティブに思われることを恐れていました。
結局，1人で食べる時も「嘔吐は怖い」という思いが強化されたよ
うな気持ちが強くなりました。

　先生のクリニックを受診しようと思ったのは，その時ですね。来年
から社会人になるのでしっかり治療を受けて治したかったからです。

　臨床心理士の先生から心理教育，リラクセーション指導，曝露療
法を半年くらい受けて嘔吐恐怖症は軽くなっていきました。たまに，
外食中に息苦しくなりますが，パニック発作に至ることなく冷静に
対応しています。今は無事に就職して頑張って働いています。

（4）20歳代，男性，Iさん
診断：会食恐怖症

　私は中学生のころから，人に見られると赤面し，人前で話すと声
が震えてしまうことを自覚していました。人前で食事がとれなくなっ
たのは高校2年生，17歳ころからであると記憶しています。<u>高校卒
業後，就職しましたが，一番辛かったのは同僚との昼食や会社の会
食に参加すること</u>でした。最初に入社した会社は半年で退職しまし
た。その後，同僚と一緒に食事をする，あるいは，会食などないバ
イトを転々としていました。

　先生のクリニックを受診したのは，21歳の時です。そこではじめ
て，会食恐怖症と診断されました。もともと人前で緊張しやすく社
交不安症がベースにあることを教えてもらいました。一口に会食と
いっても不安の程度は違います。職場で同僚との食事も辛いですが，
上司がいるとほとんど食べられませんでした。会食も友人と一緒な
らまだ良い方でした。<u>上司と同席の接待の場ではほとんど食べられ
ません。</u>食べられないのも辛いですが，上司やお得意さんに「どう
して食べないの？」と尋ねられることが一番怖かったですね。お酒
に少し口を付ける程度で，不安を悟られまいと誤魔化すので必死で

6　当事者からいただいた手記とインタビュー

した。

　アルコールを飲むと確かに不安は和らぎます。会食前は動悸，吐き気，喉の詰まりが強いのですが，乾杯で一口でもビールを飲むとこれらの症状は一時的に和らぐのも事実です。しかし，いつも会食でアルコールが飲めるわけではありません。

　先生と相談して軽い抗不安薬を頓服として会食前に使用しました。あとは，会食に誘われたら断らず出席するように先生に厳命（笑）されました。これが，あとで臨床心理士さんから聞いた“曝露療法”というものでした。私の場合，月に一度ほどカウンセリングを受けて何とか今は，会食に臨んでいます。受診前は接待のSUDsが100で，今は20〜30まで減ってきました。

　会食恐怖症はあまり知られていない病気だと思いますが，しっかりと診察を受け，チャレンジしていけば必ず良くなるものと思っています。まだ不安もあるけれど，これからも前向きに会食恐怖症と向き合っていこうと思います。

（5）20歳代，女性，Jさん

診断：嘔吐恐怖症＋会食恐怖症

　中学校1年生の4月，入学したてのころの状況を今でもはっきりと覚えています。学校に行く前の朝，急に腹痛と吐き気を催しました。一番，強烈だったのは，「吐いたらどうしよう」という恐怖心でした（身体的トラウマ型）。その日は，とにかく，何もかもが怖くて泣きだして学校に行けなかったことを覚えています。母親が見かねて，小児科を受診して胃腸薬をもらいました。腹痛と吐き気は治まりましたが，「吐いたらどうしよう」という気持ちが残ってしまったのです。

　中学生のころは給食が食べられませんでした。また，吐いたらどうしようと思うと喉が詰まった感じがしました。でも担任の先生からは「給食は残さず食べなさい」と完食を強要されて辛かったです。

食事といえば夕食のみで，あとはゼリーなどを食べていました。同
級生とも放課後，ファストフード店などに行けず，付き合いの悪い
子と思われていたようです。

　見かねた母親が，先生のクリニックに受診を勧めてくれたのが中
学校 2 年生の時でした。その時，嘔吐恐怖症と会食恐怖症と診断さ
れました。診断されてなぜかほっとした気持ちになったのを覚えて
います。

　それから，不安を鎮めるお薬をもらい，臨床心理士の先生と一緒
にカウンセリングを始めました。病気のことを母親が担任の先生に
伝えても全然理解してもらえず残念でした。カウンセリングは最初
のうちは辛かったですが，中学校 3 年生のころには吐くことに対す
る恐怖心も下がって，給食も少しずつ食べられるようになってきま
した。高校生のころは，お弁当なので小さいお結びと小分けしたお
かずを持っていき，残さず食べられるようになりました。つくづく，
中学校の時の給食は怖かったと思っています。なにか，給食ってす
ごく，食べなければいけないという圧迫感がありますよね。

　今は専門学校に通って，来年は就職です。嘔吐恐怖症と会食恐怖
症はまだ少し残っている気がするけれど，困ったら先生にお薬を処
方していただき，臨床心理士の先生とお話しできるという安心感が
あります。1 人で悩んでも解決しません。

(6) 20 歳代，女性，K さん
診断：嘔吐恐怖症＋会食恐怖症＋広場恐怖症＋過敏性腸症候群

　私は，小学校 6 年生の時，胃腸炎になって吐いたり，お腹をこわ
したりと大変辛かったことを今でも鮮明に覚えています。それ以来，
お腹の調子がすごく気になるようになってしまいました。

　例えば，外出前に胃腸薬を予防的に服用したりしていました。特
に乗り物に乗る前には，腹痛や下痢になり不安が強くなり，母親に
いつも乗り物酔いの薬を用意してもらいました。また，外出する時

はトイレに行けなかったらどうしようと思い，いつもトイレの場所を気にするようになりました。同時に，吐くことに対して強い恐怖感が生まれました。そのため，牛乳やお肉が食べられなくなってしまいました。このようなことから，外出時は胃腸薬，ミントタブレット，乗り物酔いの薬を常に持ち歩くようになりました。

　中学校 1 年生の時に小児科を受診し胃腸薬をもらいました。中学校に入学しても私があまり給食を食べず，お腹の調子が悪い状態が続いたので，母が心配して病院を探してくれたのです。小児科の先生からは過敏性腸症候群と診断されました。しかし，お薬を飲んでも胃腸の具合も相変わらず悪く，不安な状態が続いていました。中学，高校と体調は変わらず，朝から体調が悪く学校も休みがちでした。人付き合いも悪いというか，いつも，同級生の顔色を窺っていました。同級生の前でお腹の具合が悪くなってもトイレに駆け込めない，「同級生の前で吐いたら私は彼らに何と言われるのか」と思うと不安だらけでした。高校はなんとか卒業しましたが，親友もできず，何事に対しても臆病な感じでした。

　高校卒業後，就職しましたがそこで一番辛かったのは同僚との昼食，懇親会などの会食でした。さすがに，社会人になって会食などを断るわけにもいかず，退職を考えたこともありました。母親に相談したら，「退職しても別の職場に行けば同じことになる。一度，心療内科を受診してしっかり診てもらったほうがよい」と言われて恐る恐る受診しました。

　そこではじめて，先生から会食恐怖症と診断され，ある意味安心しました。今までは，自分の甘えや心の弱さが原因であると思っていたからです。

　臨床心理士の先生から心理教育を受け，より自分の病気のことがわかり，きちんと治療を受ければ良くなっていくのではという気持ちになりました。今，認知行動療法の基本から治療を受けています。これから，曝露療法という現実に向き合う治療をしていくそうです。

しかし今は，「1人で挑戦するのではなく家族や臨床心理士の先生と一緒に治療していくのだから大丈夫」という気持ちです。

　会社を退職せずに済んで，<u>少しずつ同僚と楽しく食事ができる日も増えてきました</u>。会食の多い会社ですが，いずれ楽しく参加できることを目標に治療を受けているところです。

（7）20歳代，男性，Lさん
診断：嘔吐恐怖症＋会食恐怖症

　大学1年のころ，大学で出会った友人と食事に行った際に極度の緊張感に襲われ，満足に食事をとることができませんでした。その時の症状は緊張感，吐き気，食べ物が上手く飲み込めない，食べていないのにもかかわらず謎の満腹感などでした。

　最初は慣れない環境下で少し緊張しただけかと思っていました。しかし，その後も何度か大学の友人と食事に行くも同様の症状がみられ改善しませんでした。それどころか「また残してしまったらどうしよう」，「吐いてしまったらどうしよう」といった考えが食事中に頭の中で浮かぶようになり，吐き気などの症状が出現すると，さらにそういう考えが頭の中に浮かび，吐き気などの症状が出現するたびにトイレに何度も駆け込むなど，症状はさらに悪化しました。

　<u>友人に食事に誘われても，次第に避けがちになりました</u>。早い段階で病院に通えば良かったものの，当時の私は精神科や心療内科という言葉に抵抗を感じており，病院に電話をかける勇気さえありませんでした。

　しかしそんな中，成人式後の飲み会など，中学・高校の友人と食事に行く機会が何度かありました。その時気づいたのですが，中学・高校の友人と食事をとる際は，大学の友人と食事をした時と比較して症状が軽めであることに気がつきました。

　これまでの経験から，<u>居酒屋やバイキングなど自分で好きな量をつまむスタイルの食事ではそこまで症状が強く出ないが，定食など</u>

決まった量の料理が出されるスタイルの食事では症状が重くなるということに気づきました。また，高校までに仲良くなった友人や家族との食事では症状はあまり重くならないが，大学で出会った友人や初対面の人，普段あまり関わる機会のない人との食事では症状が強くなることにも気づきました。

　コロナ禍で友人と食事をする機会がほぼなくなり，しばらくの間は症状が出ることはなかったのです。しかし，来年から就職ということもあり，徐々に不安感に襲われるようになったため，病院で治療することを決断しました。どこで治療を受けるべきかさまざまな病院のホームページを行き来していたところ，先生のクリニックを見つけ，予約をしました。決め手となったのはほかの病院と比較しても会食恐怖症の治療に対して力を入れていると感じたからです。実際に先生は会食恐怖症に関して非常に理解のある方で，診察で私の言うことに対して何度も頷いてくださいました。そのほかにもクリニックでは，専門の臨床心理士が話を聞いてくださるので治療に対して前向きな気持ちで臨むことができました。主な治療方法としてはVRを用いた認知行動療法を行っています。実際に会食をしている場面を再現できるので慣れるまでは辛いかもしれませんが，続けていけば大きな回復を見込めるのではないかと感じました。

　今はまだ症状の完全な改善には至ってはいませんが，治療を続けていつの日か気軽に誰とでも食事に行きたいと思える日が来たら良いと思います。

（8）30 歳代，女性，Ｍさん
診断：嘔吐恐怖症＋会食恐怖症

　子どものころから嘔吐恐怖症の片鱗はあったと思います。吐いている人を見ることができない，「嘔吐」，「ゲボ」などの言葉を聞いたり，見たりするだけで身体が固まり，自分自身も気持ちが悪くなることがありました。

<u>自分が吐いた時にトイレやビニール袋に吐くことができなくて床や物を汚してしまい，親に怒られ恥ずかしい思い</u>をしてから吐くことに対して恐怖心が芽生えてしまったのかなと思っています。

　以降，成人してから他人が吐いている姿，吐いた物そのもの，吐いている時の音を聞いたとたんに，恐怖心が強くなって動悸がする，「自分も吐いたらどうしよう」といった予期不安が出るようになりました。

　"飲み会や宴会＝吐く"のイメージがつき，飲み会に行くことができず，飲み屋街を歩くことを避けてきました。そうして，アルコールも飲むことはなくなりました。他人が吐いているところもダメですが，自分自身が吐くのもダメで，食べるものでも生ものや貝類など特定のものは食べられません。今まで食べて吐いてしまったものは，今でも食べることができません。吐いたことを思い出してしまうからです。感染症の流行する冬は感染性胃腸炎やノロウイルスにかからないように，人ごみに行かないこと，手洗い，うがい，手指消毒にはかなり気を付けています。乗り物酔いをすることはないのですが，「酔って吐いたらどうしよう」と思うことがあって，遠くに出かける時は必ず酔い止め薬を飲んでいます。

　私の症状はパニック症状に似ていて，強く出る時は，気分が悪くなったり，吐き気があると頭が締め付けられる感じや酸欠感，手指のしびれ，冷や汗が出る，胸が苦しくなる，動悸，身体が動かなくなったりもします。今はあまりないですが，一時期は吐くくらいなら死んだほうが良いと思ったこともありました。このことを人に話しても「みんなそうだよ」と言ってなかなか理解してもらえない感じが生まれました。以降，人に自分の体調を話すことはなくなりました。

　現在は通院するようになって，定期薬，頓服薬を飲みながら恐怖と思えるものを少しずつ減らしていこうと思えるようになり，食事会や飲み会に参加するようにして，怖くないということを確認し，

大丈夫という自信をつけられるように，出来事や感情をノートに書くようにしています。これらを続けていくうちに少しずつ良くなっていることがわかるようになりました。それでも症状が強く出ることもありますが，そんな時は無理せず休み，自律神経を落ち着ける呼吸法を行って対応するようにしています。

　それでもまだ嘔吐に対する恐怖が消えたわけではなく，人ごみへは行かない，昔食べて吐いてしまったものは食べないなど吐かないようにする回避行動もあります。将来は寛解した自分が，恐怖と上手く付き合えるようになっていればと思っています。

（9）30 歳代，女性，N さん
診断：嘔吐恐怖症

　自家中毒で吐き続ける弟。その背中をさすり続ける母。
　それが怖くて，震えながら耳をふさぎ，目を固く閉じ，大声をあげて嘔吐の音を聞こえないようにする幼稚園児の私。

　これが，最も古い私の嘔吐恐怖症の記憶です。乗り物に酔うので，旅行はほとんどしたことがありません（日本の首都すら行ったことがないです）。酔っぱらいが怖くて，合コンに行ったことがありません（いわゆる夜遊びをしたことがないです）。「吐くのなんて誰だって，嫌だよ」と周りは言うけれど，小さなころから私にとって嘔吐は"嫌"ではなく"死"と同義語でした。大人になり，医療従事者になった私はストレスでいつも吐き気に見舞われ，吐くのが怖くて食事がとれず，ガリガリに痩せていきました。

　胃の病気を疑い，消化器科を受診，あらゆる検査をしましたが原因不明。脳外科や耳鼻科も受診，自分が何の病気なのか毎日不安でさらにストレスを抱え，ますます吐き気が強まる……という負のループに陥っていたころ，精神的なものが原因と診断され，心療内科をすすめられました。まだ今ほど普及していなかったインターネットで，やっと"嘔吐"，"怖い"，"心療内科"と調べるようになり，「自

分は嘔吐恐怖症ではないか？」と思うようになりました。私にとって"嘔吐恐怖症"という病名にたどりついたことは転機でした。嘔吐恐怖症についてのサイトやコミュニティで自分と同じく苦しんでいる人の体験談を読み，パニックになった時などの対処法を手当たり次第実践しました。また嘔吐恐怖症に詳しい心療内科を探し，自分に合った薬を処方してもらえるようになり，グッと生きやすくなりました。自分だけに原因不明の吐き気や違和感があるのではない，という心強さ，この病気を理解してくれるパートナーの支えもあり，結婚，妊娠，出産も経験することができました。

　今は，2人の娘に恵まれ，一度離れた医療の仕事にも復帰するまでとなりました。

　この病気はまだ認知度が低く，また，完治するにも長い時間が必要です。ですが，自分が嘔吐恐怖症だと気付き，受け入れ，自分に合った対処法を知れば，病気をコントロールしながら日常生活を送ることが可能です。

　同じ病気で悩み，苦しんでいる皆様の応援になれば幸いです。

（10）30歳代，女性，Oさん
診断：嘔吐恐怖症＋会食恐怖症＋パニック症＋広場恐怖症

　私は，小さい時から胃腸が悪く，記憶があるのは3歳ぐらいからだが吐くことが多かった。その時の気持ち悪さがトラウマで嘔吐物を見るのも駄目になった。姉が吐いた時，保育園で食事中に同級生が吐いた時，今でも人生で人が嘔吐した時の記憶が鮮明に残っていて消えない。遭遇してしまった後，1週間はフラッシュバックし食欲が減り夢にまで見る。6歳の時に弟が産まれ，まだ小さな弟は3，4歳まで吐くことが多々あった。体調が悪い時は，できるだけ見ないように，近付かないように，吐いた時はドキドキしながら逃げ回った。

　そのころからよくわからない吐き気に悩まされ，もともと細かった食がさらに細くなった。小学校5，6年生のころは給食に1つも手

をつけることがなく毎日隣の席の男の子にあげていた。

　何だか常に気持ち悪い感じがする。食べたらさらに気持ち悪くなりそうな気がする。そもそも食欲が湧かない。<u>自宅に帰り夜ごはんを食べた後は，ほぼ毎日のように気持ちが悪くなる。ドキドキしながら胃薬と水を持ってトイレにこもることが多かった。</u>

　中学生になり運動部に入ったが，当時は蹴る殴るが当たり前の時代だった。遠征に行くと食事は必ず全部食べなければいけない。それがとても辛かった。高校生に入ってから食事はとれるようになったが，次は胃痛に悩まされる。高校の３年間は嘔吐の現場に遭遇することはなかったが，嘔吐の話を聞くだけで動悸がし体が硬直していた。

　そして高校を卒業し札幌へ移住する。20歳までは毎日のように夜遊びをしていた。飲み屋街は嘔吐物や外で嘔吐するおじさんがたくさんいた。そのたびに動悸がしないようにその場を離れる。そのころから夜のお店やバーで働き今まで以上に嘔吐の現場に出くわした。

　２年程働いたが何度見ても慣れることはなく，むしろ症状は悪化していった。嘔吐恐怖症という言葉は当時聞いたことがなく，誰でも嫌な物だし特に自分が人より苦手なだけなんだと思っていたが，友達が介抱している中，自分だけ体が動かず声が出ない。動悸で苦しく冷や汗が流れ，頭が真っ白になり倒れそうな感覚になると同時に，情けなく誰にも相談できなくて辛い日々だった。あまりにも辛く働くことが無理になってしまい，仕事を辞め夜の街から遠ざかった。

　一般的にパニック症と言われる項目に当てはまったのは22歳ころで，理由は何故か覚えていない。ただ，吐いたらどうしようという気持ちが強くなったのはこの時だった。

　地下鉄に乗った時いきなり動悸がし，今までにない感覚でおかしいと思った。死んでしまいそうな感覚があったのはこの時がはじめてだった。ただ当時はインターネットで調べることができず，情報

を得られるところがない。その後，道を歩いていても吐いてしまわ
ないか，気持ち悪くならないか，そんなことばかりが頭をよぎり常
にトイレを探して歩いてしまう。これはいまだに治らない癖のよう
なものになってしまった。吐いたとしてもとにかく人に見られるの
が嫌なのだ。26歳ころまで辛いながらも何とか生活していたが，さ
らに悪化してきて初めてインターネットで検索してみた。"動悸"，
"冷や汗"，"死にそうな感じ"など並んでいた言葉はすべてと言って
いいほどあてはまった。"パニック症"，「まさか自分が？」。もちろ
ん言葉やなんとなくの症状は知っていたが，自分がいざなってみる
と全く違う。動悸と言えば激しい運動をした時などの動悸しか知ら
なかったが，動悸の次元が違う。パニック症にならなければ一生，
パニック症の人の気持ちはわからなかったと思うし，実際理解する
のは難しいのではないかと思っている。　今まで，パニック症とは別
の症状で心療内科に何軒か行ったことがあったがその時のトラウマ
で行くのが嫌になっていた。でも，「パニック症かもしれない，きち
んと診断してほしい」と思いとにかくたくさん調べた。パニック症
と一緒に嘔吐恐怖症についても。そこで見つけたのがこちらのクリ
ニックだった。紙に書いた症状を見てもらってすぐにパニック症と
診断がついた。　かなり気持ちが楽になったが人には言えなかった。
障害者だと思われるのが嫌で職場にも家族にも隠した。変な目で見
られるのではないかと不安で仕方なかった。調子が悪い時だけ頓服
を飲んで過ごす。びっくりするくらい効いて不安感が全くなくなり
気分が良くなる。"魔法の薬"。

　<u>職場はとにかく食事会が多く残してはいけない</u>。どこの職場でも
そうだった。食べられない私は少食扱いされ，だけど勝手によそわ
れる。食べてしまったら地下鉄で家に帰れない。会食恐怖症が強く
なっていった。

　それに加え，20歳から呑気症になったため，何時間も会話をした
りしていると空気を飲み込んでしまい胃がパンパンになり気持ち悪

くなってしまう。ゲップが出せない体質なので限界の時はトイレで吐いた。それもあり特に会食恐怖症が酷くなっていった。

　今まで普通にできていたことがいきなりできなくなる。絶望だった。私の場合はトイレのない場所が特に苦手で，映画館は人が少ない場所であれば意外に平気だった。体調が悪ければ外に出られるし，上映中にトイレに行く人はあまりいないため人が少なく安心できる。

　歯医者や美容室は随分行けていないが，歯医者に行っていたころは必ず食事を抜いていった。歯型を取るのが苦手なため，苦痛すぎて行かなくなってしまった。

　とにかく何も食べていなければ出るものがないので，地下鉄に乗らなければならない場合でも空腹か，食べてもお腹5分目にしている。外食は特に苦手でお店にいる時はトイレがあるから大丈夫だが，外に出た途端に不安感が襲いパニックの症状が出る。したがって，腹6，7分目くらいにしている。腹8分目まで食べた時でもパニック症状が出たため，できるだけ少量にする。みんなが楽しみに食べる外食が私には苦痛でしかない。パニック症との診断をしていただいた後，定期薬ももらったが，毎日薬を服用することに抵抗があり頓服しか飲まなかった。どうしても薬物治療することに抵抗があり，診断がついたのは安心したが障害者ということを認めたくない自分もいた。今は，自分に合う薬を飲んでかなり楽になっている。スーパーに入った途端，パニックになっていた数か月前の私が，今では地下鉄に15分くらいは乗れるようになった。

　<u>波はあるかもしれない，もしかしたら一生付き合うことになるかもしれない。ただ生きるのが苦しくなってしまうのでこれからはオープンに生きて行こうと思う。</u>外に出る時は安定剤と吐き気止めと水を必ず持っていく。歩いて10分で着くスーパーでもコンビニでも必ず忘れない。持っているだけでかなり安心できる。後は先生に相談して自分に合った薬を服用する。理解されるかわからないけど配偶者がいる場合必ず伝えることが大事だと思う。

　私はパニック症があることは伝えていたが，嘔吐恐怖症は伝えられずにいた。やっと2年くらい前に伝えたが，主人は簡単に吐けるタイプだし，なかなか理解するのは難しいみたいだが調子が悪そうな時は気付いてくれるようになった。家族や友達など頻繁に会う人には伝えておくのが良いと思う。私はやっと今になり嘔吐恐怖症，パニック症のことを伝えられた。特に嘔吐恐怖症はなかなか聞くことがなく理解してもらえるかわからないため，人に話すことはとても抵抗があるが，母はとても心配してくれているし，理解しようとしてくれている。

　仕事の面では障害者雇用を利用したいと思っている。会社での会食がとても苦痛だったため，隠さずに言えることがありがたい。普通に就職したとして，嘔吐恐怖症，会食恐怖症のことを伝えるのはとても勇気がいることだと思う。「嘔吐なんて嫌じゃない人いないでしょ」と大体の人が決まって言う言葉。ただ嫌とかの次元ではないのだ。嘔吐恐怖症というものがもっと広まって欲しいと思う。

　今回，自分の妊娠・出産にあたってさまざまな出産レポやSNSを読みあさった。そして同じく嘔吐恐怖症の妊婦さんとつながった。「嘔吐恐怖症だから出産できない」と世の中にはそう思っている方が想像しているより多い。妊娠の知識は悪阻とお腹が大きいくらいしか知らなかった私だが，妊婦になって初めて知ることが多過ぎた。初期には，悪阻はあったのだがちょうどパニック症の治療をはじめた時で薬の副作用で吐き気が出ているのかと思い，吐き気止め，食欲増進用の薬をもらい飲むと吐き気は治まり初期の悪阻は4日のみだった。

　その後調べると，出産時に吐く方が思ったより多く「痛みで吐いた」，「無痛麻酔で吐いた」，「吐きながら産んだ」，「鉄剤の副作用で吐いた」など，ただの出産レポで調べたはずが嘔吐恐怖症の私にとってはとても恐ろしい内容だった。

　今後，妊娠を考えていて嘔吐恐怖症が不安な方は個人病院ではなく総合病院で出産すると良いと思う。私はしつこいくらい吐き気が

怖いことを伝えたが，2つの個人病院では「吐き気止めは使いません」と言われたのみだった。3つ目の総合病院は麻酔科の先生が3種類の吐き気止めを用意してくれた。本来，出産時は赤ちゃんが眠ってしまうから産まれる時は吐き気止めを使えないことが多いそうだ。けれども，小児科の先生と相談して特別に使えるようにしてくれたため，無事に吐き気はなく出産を終えた。

　場所によっては親身になってくれるところもあるため，大変だと思うがいろんな病院で話を聞いてみると良いと思う。妊娠中，出産後は鉄分不足になるため，鉄のサプリを毎日とるか，それでも鉄不足と言われたら鉄剤ではなく点滴にしてもらうと吐き気は出ないみたいだ。

　私は妊娠後期の悪阻が辛く後半2か月間，毎日吐き気か，胃痛で目覚めた。この時ばかりは赤ちゃんが胃を圧迫しているため，吐き気止めではどうしようもなくただただ耐える地獄の2か月間となった。妊娠中の体の状態は人それぞれのため，妊娠を望む方はできるだけいろいろ調べて対策してほしい。

☆私が嘔吐恐怖症，パニック症で気をつけていること（気持ちの面も含め）を以下に記します。

（1）**夜は出歩かない**（特に街中，飲み屋街）／夜は地下鉄に乗らない

　　→吐いている方が多いため，遭遇する確率があるため。

（2）**夜の食事会に参加しない**

　　→上記と同じ（友達の場合ランチに切り替える）

（3）**フラフラしてる人，様子がおかしい人が居たら遠ざかる**

　　→昼間でも飲んでいる方がいるため。

　　ただ体調が悪く倒れている方やしゃがんでいる方に遭遇することがあるが，駅員さんなどに伝える。引っ越す

　　る時は居酒屋があまりない地下鉄付近，大学生がいない
　　場所を選ぶ。
(4)　**薬とお水を肌身離さず持ち歩く／袋を持ち歩く**
　　→万が一気持ち悪くなった時のために，私は念のために黒
　　いポリ袋を2つ持参する。
(5)　**賞味期限が切れたものは食べない**
　　→あたりたくない。
(6)　**チョコレートを持参**
　　→私だけかもしれないがよく口味悪くなるため。妊娠中も
　　口味悪くなりやすいとのこと。
　　口味悪くなる→口の中が気持ち悪い→吐き気→パニック
　　になるため。
　　チョコレートが，1番効き目があったため，いつも持参
　　している。
(7)　**外に出る時はイヤフォンで曲を聴く**
　　→地下鉄に乗っていても気を紛らわせられる。
　　→吐いている方がいても音は聞こえない。
(8)　**外のトイレはあまり使わない／外出前は必ず直前にトイレ
　　に行く**
　　→たまたま入ったトイレで吐いている方がいるかもしれな
　　いから。
　　→胃腸炎がうつるかもしれないから。
　　行く場合は人の少なそうな場所に行く。外のトイレ使用
　　後は念入りに手を洗う。
(9)　**嘔吐恐怖症，パニック症だということを認めること**
　　→きちんと治療すること。
(10)　**お酒は飲まない**（お酒を飲んだ後，パニック発作がひどく
　　7年間1滴も飲んでいない）
　　→会社の人に飲まされそうな人は，「持病の薬を飲んでい

るので」と伝えるとあまり詳しく聞いてくる人はいない。

(11) **カフェインをとらない**

→パニック発作を起こしやすいという理由にプラスして，私はカフェインで吐き気が出るタイプなのでコーラ，カフェインの強い栄養ドリンク，コーヒーなどの飲み物はNG。

(12) **寝不足にならない，疲れを溜めない**

(13) **なりたくてなっているわけじゃないため，自分を卑下する必要はない**

→ SNS で「嘔吐恐怖症，パニック症，呑気症がなくなれば人生楽しいのに」とつぶやいた時，共感してくれる方が多く，私と同じように悩んでいる方がたくさんいるんだとびっくりした。同時に言葉は良くないかもしれないが嬉しくなった。妊娠中も不安で辛くなり誰にも話せなかったため，始めたのが SNS だ。SNS を通じて，私と同じ症状を持つ方がたくさんいると知った。気持ちのわかる方がいるだけで安心する。気持ちがわかるだけでもいいので SNS を活用するのも１つの手かなと思う。

Ⅱ．患者さんへのインタビュー（P〜Tさん）

（1）30歳代，女性，Pさん

診断：嘔吐恐怖症＋会食恐怖症

（※心理士の言葉を白の囲み，Pさんの言葉を緑色の囲みで表す）

それでは，Pさんのご経験についてお聞かせいただくインタビューになりますので，よろしくお願いします。

お願いします。

Pさん，まず，発症というのはいつですかね。きっかけとか出来事とかありましたか？

小さい時から吐くのが怖いということはあったんですけれども，発症は10年前くらい，急に人前で吐いてしまって，動悸とかパニックになってしまったというところから始まりました。

実際，吐いてしまった？

そうですね。10年前にごはんを食べている時に吐いてしまって，トイレに間に合わなくて，それがトラウマになって……。

その後，どんなことが生活の中で起こるのですか。行動，考えとか，どんな症状が出ましたか？

そこからは，人前で吐いたらどうしようというのが常に頭にあるので，外食はもちろんできず，電車とかバスとかにも乗れなかったりとか，あとは，人が大勢いる何かの集まりとかももちろんダメになりました。そこで吐いたらどうしようという思いが大きかったりするので。

常に考えている。

常に考えて，だから，自分1人だったら大丈夫なんですけれど。

自分1人だったら大丈夫なのですね。

1人だったら大丈夫なんですけれども，ほかに誰かいると，家の中でも発作が起きてしまったりとか，たとえ家の中でも，誰かとごはんを食べるという機会で不安が大きくなった

りしますね。

完全に1人だと全然違う？

　1人だと全然食べられます，ごはんは。

吐いたらどうしようとかは。

　思わないですね。

例えば，仮に1人で嘔吐せざるを得ないみたいになった場合も大丈夫ですか。

　1人で嘔吐したこともありますが，1人のほうが，人前で吐くよりは若干冷静になれます。1人だとそこまで発作が出ないのです。

そこまで不安が強くならないと。

　ならないですね。

ちょっとドキドキしたりはありますか？

　そうですね。

Pさんの場合は，とにかく周りに人がいると不安が強くなりますね。

　そうですね。

症状が出てからいろいろな場面で支障がありましたでしょう？

　電車に乗れないとか，気軽に友達にごはんに誘ってもらっても，なかなかカフェにも行けず，飲み物を飲むのも難しいので，そういうのでお断りしなきゃいけないことがありました。

断る？

はい。断らないで行ったとしても，その場は乗り切れても，後から体調を崩したりすることがあるので，もっと気兼ねなくごはんに行けたらよいなとは思います。

乗り物とか，特に会食場面の支障が大きかったですか？

そうですね。

先ほど言っていたのは，家でも1人じゃないと駄目だったと。

そうですね。家では基本ずっと一人暮らしをしていたので問題はなかったのです。けれども，今は結婚して旦那さんがいます。通常は旦那さんは安心できる存在なんでしょうけれども，私はほかに人がいると考えてしまって，発作が起きてしまいます。

発作も起こしてしまう。ただ，不安なだけでなく。

そうですね。動悸とか，吐き気とか。

特に吐き気などの体の症状で，さらにまた不安になるんでしょうか？

そうですね。吐き気が1回起こってしまうと，次の日も何でもない日でも予期不安があって，吐いたらどうしようとか，昨日みたいな思いをしたらどうしようと考えてしまいます。しかも，お出かけしないで普通に家にいる日でも予期不安が大きくなってしまいます。

吐いたらどうしようと思って不安になって，さらに不安症状が強くなるのですね。

はい，ずっと悪循環のループに陥ります。

吐き気が襲ってきて，それにまた反応して，これはどうしよ

うという不安が来るのですか？

はい。ずっとその悪循環ですね。

先ほど，おっしゃっていたように，割と避けるというか，行かない，お断りするとか，乗り物に乗らないとか，そういう形で対処することが多くあるんですか？

そうですね。できる限り避けたいですね。もし行くのであれば，頓服のお薬を飲んで，吐き気止めも飲んで，万全な状態で行くか，あるいは行かないという選択肢ですね。

回避せざるを得ないというか。

そうですね。

今おっしゃっていた不安を避けるための頓服とか，万全の対処をしてということですが，ほかに何か工夫していたことはありますか？

仕事中は自分の中で切り替えるようにしていた部分があったので，「今切り替えるぞ」とか，「今吐き気は起こしちゃいけないぞ」という気持ちになると，不思議と吐き気が起こらないんですよね。しかし，その後にどっと疲れとか，吐き気が起こってしまうというデメリットもあるんです。

Ｐさんの場合は，それで気持ち悪くならなかったんですね。

多少気持ち悪くなっても，爪で手をひっかいたり，集中を違うところに向けたりしました。仕事やほかのことに集中していると，そこまで大きな発作はなかったのですね。

あまり発作も起こらない，吐き気も強く出ないで，お仕事をそれなりにこなして，でも不安感や緊張感はあったのでしょうか？

仕事の後にかなりの吐き気や疲れ，緊張がどっときました。それでも，その場の吐き気を乗り越えるためには「切り替えるぞ」という気持ちをもってうまく切り替えていた部分はあります。

切り替えができるということは，Pさんの特徴かもしれないですね。

そうだと思います。

切り替えは結構使っていましたか，乗り切るために？

そうですね。ずっと使っていましたね。

後でどっと苦しい思いはするけれど。

そうですね。かなり。

とにかくその状況を避けるか，気を紛らわす，あとは切り替えを使って乗り切るか，そういう感じで生活を送っていたということですね。

はい。

大変でしたね。

そうですね。結構辛い部分がありました。やはり吐き気が一番自分の中でも辛いし，怖いというのもあるので，かなり大変でしたね。

先ほど頓服という話もあったのですが，Pさんは治療に入られたのはいつから，あるいはどのような治療をしてきたんですか？

治療のために初めは別の病院に通っていて，抗不安薬を服用しました。

その時は何と診断されたのですか。

その時には嘔吐恐怖症というのは言われませんでした。ただ，安定剤をもらっただけです。

そうなんですね。初めは抗不安薬が処方されただけだったのですね。

そうです。それだけですね。

そこの医師には，先ほどおっしゃっていただいたようなことが日常生活の中で起こっていますという話はされましたか？

はい，お話ししました。しかし，嘔吐恐怖症があまり認知されていないというか，医師はあまりわからないようでした。「気持ち次第じゃないか」と言われた記憶があります。あとは「外食をしなければいい話だよね」みたいに軽くあしらわれた感じでした。

外食をしなければいいと。

「外食をしなければいいよね」というので，抗不安薬と吐き気止めをもらっただけです。私も，そこでもう少し医師に質問しなかったのがいけなかったと思うのですが，なかなか言えませんでした。

それが10年くらい前の医師の対応で，その時点では，医師も嘔吐恐怖症という言葉も使わないし，あまりそこを捉えている感じではなかったのですね。

そうですね。全然，嘔吐恐怖症とは言われなかったですね。

当時，ご自分ではどうでしたか？

自分でも嘔吐恐怖症というのは知らなくて，自分で検索をして，嘔吐恐怖症というのが出てきて，もしかしたら自分は嘔

吐恐怖症とか，パニック症とか，そういう感じなのかなと思って，あらためて病院を調べたという感じですね。

それが何年くらい前ですか？

それは，3，4 年前くらいですかね。

ご自分で調べて，もしかしてと思うようになったということですね。

そうですね。嘔吐恐怖症じゃないかと気づいて，別の総合病院を受診しました。

別の病院をわざわざ受診されたのですね。

そうです，別の病院に行って，「自分は嘔吐恐怖症なのでは？」とそこの医師に質問しました。

そこではどうでしたか？

そこでは，「もしかしたら嘔吐恐怖症かもしれない。抗うつ薬の服用が必要ではあるが，吐き気などの副作用があるから，お勧めはしない」と言われました。当時はちょうど自分が仕事を変えるタイミングでした。ここで，抗うつ薬の治療を始めれば，仕事にかなり支障が出る可能性があるから，吐き気の出にくい抗うつ薬を服用したいと思いました。それで，勇気を振り絞って，こちらのクリニックに転院して，抗うつ薬を服用したら，少しずつ調子が良くなってきました。

そうなんですね。そのタイミングでこちらのクリニックにいらしたのですね。

はい，3 軒目の病院がこちらのクリニックです。こちらのクリニックで，はじめて嘔吐恐怖症の診断と，治療の 1 つとして抗うつ薬を処方してもらいました。今までは抗不安薬だけでした。

6

当事者からいただいた手記とインタビュー

抗うつ薬や認知行動療法という，抗不安薬以外の治療をされたのは，当院が初めてなのですね。

そうですね。

当院に転医されて，まず薬物療法に抗うつ薬が加わりました。その後認知行動療法では，どのような治療をされましたか？

一駅，電車に乗ってみたとか，とにかく自分が行った行動をノートに記録することにしました。例えば，今日はお出かけがあったとしたら，お出かけが不安ということを書いておいて，結果どうだったか，大丈夫だったとか，薬を飲んだらお出かけできたとかというのを書いて，それを見直すようにしました。そうしたら，お出かけは薬を飲んだら大丈夫なんだとか予測することができるようになってきました。毎日，ノートに日記をつけて，自分が今日，吐き気があったとか，今日はごはんを食べられなかったとか，そんな一言だけなんですけれども，それを書いて，携帯でアプリを見られるようにしました。自分はどのタイミングで発作が起きそうなのかとか，薬は朝昼晩とかで出されていましたが，どのタイミングで薬を飲んだらよりいいのかとか，そういうのをいつも見返すようにしています。

それは今も続けているのですか？

はい，今も続けています。

曝露療法で苦手なことにチャレンジし，ノートに記録し，日記を書いて見直すことを一生懸命にやられていたのですね。

そうです。

治療してどうでしたか？　やっていく中でどのような変化を感じましたか？

前より自分にどのタイミングで発作が起きるんだとか，自分はこれはできないんだとか，無理していたんだというのが改めてわかるようになりました。また，自分にこの薬は合うとか，そういうのもわかるようになりました。真っ向から病気に目を向けられるようになったと思います。

そうですか。そうすると，先ほど話してくれた生活への支障というのは減っていきましたか？

そうですね。大分，10年前と比べたら，今は体調が少しずつ良くなってきています。

ご自分で分析してみて，頑張り過ぎていたという面もありそうだったんですね。

そうですね。自分で言うのもなんですけれども，多分，無理をし過ぎていたというのもあると思います。

あまり頑張り過ぎても，無理をし過ぎても良くない面があったということですかね。

そうですね。頑張り過ぎて，自分の吐き気を押し殺したこともありました。

その時は良いけれども，長い目で見るとあまり良くはなかったかなという。

そうですね。その瞬間は吐き気もないので，自分にとっては良いのかなと思っていたんですけれども，それが後になって辛くなってしまいました。頑張り過ぎる，無理し過ぎることは，治るという方向ではないと思い，今はできるだけ自分の体調を客観的にみてコントロールするようにしています。

それも，いろいろご自分で分析して，記録して，また分析して，振り返って，そうやってパターンをつかんだ結果として

196

身につけられたことなのでしょう。

そうですね。

今後こういうふうにしていきたいという目標はありますか？

ごはんを食べに行く，電車に乗って出かける，レストランは何十年も行っていないので1回は行ってみたいという思いはあります。無理にすぐに行こうとは思わないんですが，体調が安定してきたら，少しずつ行ってみたいと思います。

以前に比べて，目標の難易度は上がるかもしれないけれども，やりたいことにもっと挑戦していきたいというところですか？

はい。

恐らく今後は，ただただ無理をすることはないですかね。

そうですね。この病気が治ってきたらきっとできることなのかなとは思っています。

行動療法とか，自分を分析するというのは大変な面もあると思いますけれども，Pさんにとってやってきて良かったことのようですね。これらは，読者の方で同じような経験をされている方にはお勧めですね。

そうですね。でも，本当に無理をしないでというのが一番だとは思います。電車とか，一駅乗るとかというのは，かなり勇気が要ったりするものだとは思うんですけれども，例えば一周外を歩いてみるとか，ノートを書くとかだったらできたりするのかなと思うので，最初はそういうことから始めるのがいいのかなと思います。

やっぱり初めが一番大変ですか？

そうですね。大変ですね。

どうやってその一歩を踏み出すのかが大切な点ですね。

そうですね。「これをやっても結局意味がないのかな」とか，「これが治療につながっていくのかな」という不安はありました。でも積み重ねでやっていくことで，見返した時に本当に自分の体調の波とかがわかるようになったので，そこは良かったのかなとは思います。

まずは，できるところから勇気を出してやってみようということですね。

そうですね。無理のない範囲で。

それが一番ということですね。

はい。

ありがとうございます。最後に，このインタビューを目にする読者の方やこれから治療される方に，先輩としてお伝えしたいこと，これは気をつけて欲しいことなどありましたら教えていただけますか。

嘔吐恐怖症は絶対に治らない病気だとは思わないことです。回復するまですごく時間はかかると思います。その人その人で病状が違うため時間もかかることもあろうかと思います。けれども，私もここでの治療を始めて，本当に今すごく良くなってきています。例えばこういう仕事をしたいとか，これをやってみたいとか，私がさっき言ったような，例えばちょっとした外食をしたいとか，乗り物に乗ってみたいという小さなことでもいいんですけれども，そういったことを諦めないで，少しずつ行動療法を行うのも1つの方法でしょう。私は，行動療法は外に出ることがすべてだとは思わないので，先ほど言ったみたいにノートを書いたり，通院して，

薬を飲んだりしても別に悪いことではないと思っています。そういうので少しずつ治療していって，やりたいことというのを見つけて，少しずつ広げていけたら良いのではないかなと思います。

「〜をやりたいぞ」という原動力はさほど大きなことでなくてもよいと。

そうですね。やはり，吐き気ってどうしても苦しいし，どうしても外に出るのが怖いとか，予期不安があると，何もできなくなってしまったというのが自分の経験なのです。簡単に言えば，私は当初，近所のコンビニへも行けなかったです。だから，そういう気持ちになると，どんどんできる幅が狭まってきてしまうんです。けれども，本当はこういうのがやりたいという希望がたくさん私にはあったので，読者の方にも無理をせず，治療に目を向けて，時間をかけてでも頑張って欲しいと思います。

Pさん，本日はありがとうございました。

（2）20歳代，男性，Qさん

診断：嘔吐恐怖症＋会食恐怖症

（※心理士の言葉を白の囲み，Qさんの言葉を緑色の囲みで表す）

では，Qさん，まず初めに話をお聞きしたいのは，Qさんの発症はいつですか。きっかけだった出来事とかはありますか？

2年前の大学2年生のころ，嘔吐をするのが嫌な感じで，それを見たり聞いたりするのも嫌で，臭いもしてくると自分も気持ち悪くなるというのがありました。

実際，気持ち悪くなったのですか？

はい，実際気持ち悪くなって，その場を回避してしまうということがありました。

例えば，どういう場面を回避してしまったのですか？

例えば，具体的に言うと，ほかの人が吐いているところを見られず，その場にいられずほかの場所に行きたいと思いました。

逃げちゃうって感じでしょうか？

そうです，その場から逃げてしまうことが何度も起こりました。

それが大学2年生の時に何回も起こるようになったのですか？

そうですね。

急にですか。

それは，結構前からもあったのです。小学校，中学校ぐらいからなっていたと思います。

同じようなことが？

はい。でも，自分が嘔吐恐怖症と気づいたのは，大学2年です。

小学校，中学校よりも前に，「そういえばあったな」というようなきっかけとか出来事とかはあったように思いますか？

小学校のころに，同級生が教室内で嘔吐して，その臭いと，ほかの人の雰囲気，先生の慌てた態度などを見て，ずっと我慢していたんです。

それは，Qさんがですか？

そうです。私も気持ち悪くなってしまったのですが，ずっとその場にいて我慢していて，気持ち悪さをなかなか先生にも言えずにいました。

ほかの子が吐いた後にですか？

はい。ほかの子が吐いてそれを処理した後も，自分はずっと気持ち悪くて，それがきっかけというか，それが嘔吐恐怖症の原因になってしまったんじゃないかなって自分は思っています。しかし，その時はどうしようもできなかった。しかも，自分が嘔吐恐怖症だということも，まだ小さくてわからなかった。その後もずっと閉じこもった状態というか，どうすればいいのか1人で思い悩んでいました。やっと，自分が嘔吐恐怖症のほかにパニック症も併発しているのではないかということにも最近気づきました。

パニック症もあると。つまり不安が強くなってパニック発作につながることもあるということですね。

あります。

大学2年生の時に嘔吐恐怖症に気づくというか自覚されたということなんですけれども，これに関しては，自覚したきっかけはありましたか？

当時は嘔吐恐怖症から広場恐怖症というか，不安がさらに大きくなってしまっていた感じです。例えば電車に乗るのが怖くなったりバスに乗るのが怖くなったりして，それすらもできなくなっていったんです。例えば大学のテストを受けるにも不安が募ってしまって気持ち悪さが出てしまいました。それが病院に行こうというきっかけになったんです。それからいろいろ考えて調べていくうちに，自分はこの病気なんじゃないかと思ってきました。

不安がパニック発作の形をとる中で広場恐怖症がはっきり出てきて，それをきっかけに受診して，実は小学生の時からあった嘔吐恐怖症にたどりついた，という流れですかね。

漠然としたものから具体的に症状が大きくなっていって，やっと自分がこの症状であることに気づいたという感じです。

そうすると結構時間はかかったという感じですね。

時間はかかりました。もう少し早く治療を受けたかったですね。

そうなのですね。先ほど，人が吐いたりというのを見たり聞いたりするのも嫌で，と言われました。Q さんの場合は，自分がそうなることも恐怖だし，人がそうなっていることも恐怖で両方怖い感じですか？

そうです。両方です。人が吐いているのも怖いし，自分が吐くのも嫌です。私の場合は 10 年間ほど吐いていなくて，吐きそうになってもずっと耐えて我慢してきました。それでまた，吐くということに関しての不安が余計募ってしまったと思っています。

小学校の時に，同じ教室でほかの子が吐いたのもすごくショックで，トラウマになってしまった。そして自分も気持ち悪くなったけれども，それをずっと我慢したということも同時にトラウマになっているのでしょうか。

はい，我慢したのも恐らくトラウマになっていると思います。

その後も気持ち悪いのを我慢するという対処が当然になってしまった。

6

当事者からいただいた手記とインタビュー

それがベースとなって，嘔吐恐怖症に至ったというか。

それがQさんの原点なんですね。

できれば原点のうちから治療しておけばよかったなって思うのですけれども。

ご自分が吐いてしまうってことに関しては，どうですか。1人でほかに誰もいなかったら大丈夫なんですかね。それとも，あまり関係ないですかね。1人の時，周りに人がいる時の違いはありますか？

いや，1人の時は不安が少ないです。けれども，周りに人がいると迷惑をかけてしまうんじゃないかという不安，それを周りから気にされる不安，それが積み重なっていったのではないかと思います。

周りに人がいて，もし自分が吐いてしまったら，人が注目したり，あるいは周りの人が何かしらのことを思ったりという場面のほうが，非常に恐怖感が強いんですね。

そうですね。

1人でも吐くのは怖いことは怖いですか？

1人でも怖いことは怖いんですけれども，周りに人がいる状況のほうが明らかに怖いです。ほかには，閉じ込められたような空間，つまり，逃げ場がない空間だと余計恐怖が襲ってきて辛くなりますね。

人が自分を見ていて逃げ場がなかったら，何か自分に起こった時により人から注目されるという自分に向かうベクトルがありますよね。

はい。

また，自分が吐いて，相手に不快な思いをさせるとか迷惑をかけるという，相手に向かうベクトルもあるという感じですか。

> 両方ありますね。

両方のベクトルが交差するような感じでしょうか？

> その通りです。

先ほど，最近で言うと大学 2 年生の時に症状がより明確になってきて，人が嘔吐しているのから逃げたくなったり，実際逃げたりということがあったと言っていました。Q さんの場合は広場恐怖症もあるので，いろいろなことが苦手になったみたいな感じですか？

> バスとか電車とかの公共交通機関にも乗れません。例えば自分が運転する時も，多少のことでぶつけてしまうんじゃないかとか事故を起こしたらどうしようという不安からも発作が起こってしまって，休みながら運転した時期もありました。

いろいろな状況や場面で不安が高くなったという感じですか？

> そうですね。嘔吐恐怖症からいろいろな不安が募りに募っていくという感じですね。ですから，できるなら早いうちから治療を受けたほうが良いと思いました。

そうなんですね。こうして Q さんは治療を開始されて，もっと早く開始できたら良かったということですが，治療に入られて，これまでどのような治療をしてきたんですか？　最初に治療をされるようになったのは，大学 2 年生の時ということになりますか？

> そうですね。最初は，いろいろ病院に行って薬とかも処方さ

204

れたんです。けれども，眠気がひどく，それでも不安が治り
ませんでした。ただ眠気がひどい状態だけがあって，それだ
と生活に支障が出るので，副作用の少ない薬を出してもらい
ましたが，それだと発作も起きてしまいました。

すごく眠くなる薬を服用したが，不安がコントロールされて
いるというわけでもなかった？

そうです，不安は常にありました。

でも，以前受診された医師は，この薬でないと不安は治らな
いという感じだったんですか？

そうですね。

薬を変えてはくれたのですか？

いろいろ変えて試してくれたんですけれども，それでも良く
なりませんでした。以前の病院ではなかなか改善できずに悩
んでいたんですよ。

眠気と不安との間で，なかなかうまくいかない状態が続いた
のですね。

なかなか大変でした。

その状況がどれぐらい続いたんですか？

半年から9か月とか，そのぐらい続きましたかね。

その後はどうなりますかね。病院がそれで変わるんですか
ね？

病院を2つ，3つ変えて，こちらのクリニックに来ました。
こちらのクリニックに来て，薬物療法と行動療法をやらせて
いただくことになりました。お薬も適切に自分に合っている

ようです。

今まで使っていないお薬が処方されたということですか？

そうですね。今までと全然違ったお薬を出していただきました。

今まで服用したことのなかったお薬が当院で処方されたのと，行動療法が加わったということですね。

行動療法も，いきなりぶっつけ本番みたいにやるのではなくて，徐々に不安の要素を改善していくという感じがします。大分，症状も治まってきて，今では普通の人たちと同じぐらいには生活できるようになりました。

かなり良くはなっていると？

大分良くなって，おかげさまで，こちらのクリニックに感謝しております。

そうなんですね。Q さんの治療の流れを教えていただきました。特にこういうことが役に立ったとか，このように改善されるにあたって，大事だったポイントなどありますか？

やはり無理はしてはいけないと思います。すぐに治したいって思うかもしれないんですけれども，それはやっぱり無理な話です。徐々に改善して本当に病気が治ると思うので，いきなりじゃなくて徐々に治していくというのが一番大事かなって思いました。

治療，なかでも行動療法は頑張ったら頑張っただけ良くなりそうな，ストイックに無理してでも頑張ったほうが良くなるのではないかというイメージを持っている方もいると思います。Q さんはそういうふうには思わなかったのですね。

206

そうですね。無理をするよりも，徐々に階段を上るようなイメージで一歩ずつ，少しずつ試しながら，自分の状態を確認しながら改善していく。気がついた時には正常な状態になるんじゃないかなって思います。だから，焦る必要はないと思います。

そうなんですね。少し話の角度が変わりますけれども，Qさんの場合は，会食，人と一緒に食事をとるとか，食事に関しての支障というのはありましたか？

私の場合は，お腹に物が入っているというか，食べた後だと嘔吐恐怖症が起こりやすいのです。それも人それぞれだと思いますが，私の場合は，お腹いっぱいの時に人が具合悪そうにしていたら，余計に私の不安が高まるというか，強まってしまう傾向があるみたいでした。例えばどこかへ遊びに行こうとかいう時でも不安を大きくさせたくないなって思うので，そういう時は全然食べないで外出していました。

そうするとごはんを一緒に食べるみたいな場面はどうでしょうか。結構避けたりすることもありましたか？

はい。会食を避け，食べてもほんの少ししか食べないとかありました。不安なことを思うとそんなに食べられなくなります。

食べられない。それでは，会食場面に関しても，わりと不安や恐怖感は強かったのでしょうか？

そうですね。

場合によっては行かないとか食べないとか，そういう経験はよくありましたか。

食べないとか，断っていたりもしました。

そうなのですね。

あと，お酒の席とかだったら，いつ吐いてしまうんじゃないかという不安が常にありました。

自分がですか？

自分も吐いてしまうんじゃないかと思うので，お酒は控え，周りの人が飲み過ぎちゃって気持ち悪くなっている姿を見るのも嫌でした。それで外出したくない，会食に行きたくない，飲み会には行きたくないなって思っていました。

Qさんの場合，特に自分がそうなるのも嫌だし，人がそうなっているのも不安，恐怖の対象なので，会食場面，飲み会の場面というのはダブルで不安な場面になっていたのですね。

はい。人が具合悪そうにしていると余計に不安が高まって，嫌だなって何回も思ったことがありました。

この会食場面，飲み会の場面でも，先ほどおっしゃっていた，人が自分のことを注目しているという自分に向かうベクトルと，自分がもし何か具合が悪くなってしまったら，その場で人に迷惑をかけて不快な思いをさせてしまうという相手に向かうベクトル，両方のベクトルが交差する状況はこの会食場面でも嘔吐恐怖の場面と共通ですか？

はい，同じですね。

同じですよね。

飲み会の席だとほかの人もいるし，そこで迷惑をかけてしまうんじゃないかとか，あと，人が吐く場面も見るのが嫌だとか思ってしまって，行くのが辛い時とか多々ありました。

6

208

同じ食事とかでも，1人だとかなり楽ということになりますか？

自分1人のほうがやはり楽ですね。

先ほど教えていただいたような治療をしてきて，かなり改善されてきました。現時点で目標や今後もっとこうしていきたいなということはありますか？

先ほども申しましたが，無理をしないで，ある程度自分のできる範囲のことを少しずつやっていく，それが一番大事だと思います。そういう飲み会の場に，もし出られるんだったら，できる限り出たほうがいいと思います。食事も不安な場面に遭遇するかもしれないけれども，自分の回避行動に対して，あえて食事に行って，少しずつ徐々に慣らしていくというのもありかと思います。

乗り物とかは，かなり今は大丈夫ですか？

大分改善して，今は乗り物に乗っても車を運転しても全然大丈夫です。

大丈夫ですか。あえて言えば，もう少しレベルが高い目標となると，食事とか飲み会とかがもっと不安が少なく，でも無理はせずにできるようになったら楽しいかなという感じですかね。

そうですね。

ありがとうございます。最後に，この書籍を読んでくれている読者の方や当事者の方，治療者に何かアドバイスなどあれば教えていただきたいと思います。

やはり，1人で抱え込まないで，症状は病院の先生なり誰かに伝えるべきだと思います。1人で抱え込んでも改善する方

法というのがあまり見つからないので，具合が悪いとか変だなと思ったら，少しでもほかの人に頼るというか，病院の先生とかに頼って，少しでも改善する方法を見つけられれば症状が柔らかくなると思います。焦りは一番禁物です。

焦りが一番禁物ですね。

焦らないで，病院にかかるかどうか迷っているなら，病院にかかったほうがいいと思います。

Qさん，先ほどおっしゃっていましたけれども，人に迷惑をかけるんじゃないかとか，何か相手のこと，他者のことをあまりに気にすると，もしかしたら余計に1人で抱え込みがちになるかもしれないですよね。相手のことを気にするあまり助けを求められなかったり頼れなかったりという面がQさんにもあったのかもしれないなと思うんですけれども，それがあまりいい方向には行かないというのが，ご経験としてあるということですかね。

ほかの人に迷惑をかけてしまうと，やはり自分自身も嫌だし，周りの人も嫌かなって思うんです。しかし，本当に症状を改善したいと思うなら，いろいろな人に頼ってもいいんじゃないかなって，僕はこの治療を受けていく中で思いました。

それを経験されたということですね。

はい。

貴重なお話をたくさん伺いました。Qさん，本日はありがとうございました。

（3）40 歳代，女性，R さん

診断：会食恐怖症＋パニック症

（※心理士の言葉を白の囲み，R さんの言葉を緑色の囲みで表す）

インタビューということで，よろしくお願いします。

よろしくお願いします。

R さんは，食べることに関して，いろいろと自分の中で，少し違和感が生じたところから始まっていると思います。最初にそういうふうに食べることに対して何か大変だなと感じたのは，いつごろでしょうか？

20 代のころです。初めて，外食に行って，そこでごはんが食べられなかったのです。緊張して，もう体が固まって，震えて，食事も全然注文したものが食べられなくて，それからです。

そんなふうになるきっかけや思い当たることはありましたか？

いや，全くないのですよ。

突然に食べられなくなったと。

はい，突然ですね。
以前は，普通に外食に行けました。別にその時に緊張していたとか，そういうことはなかったのです。けれども，食事が運ばれてきて，おみそ汁を飲もうと思ったら，何か震えているということにかなり動揺してしまいました。「どうしたんだろう」と，「あれ，おかしい」と思いました。お箸で食べ物を持っても，震えていて口元まで持っていけない，運べない。一緒に向かいにいた人に，「どうしたの？」と言われて，ますます緊張というか，動揺してしまいました。「いや，何

でもないよ」と言っても，結局，食事に手をつけられず，ほとんど全部残しました。

そうだったのですね。そのころって，例えば，大勢の人がいるところがちょっと苦手でしたか？

いや，全くそういうことじゃありませんでした。

全くなく？

はい。

それでは，本当に突然食べられなくなってしまったと。

突然です。

そうですか。そういう症状が出てから，R さんの生活で，どのようなことが変わりましたか？

そうですね。まず，脈がすごく速くなって，病院で心電図をとってもらいましたが，問題ないと言われました。そのころは，初めて過呼吸を起こしました。それも大勢の人がいる場所ではなくて，人気の少ないベンチに座っていたら急に苦しくなってきました。どう対応していいのかわからなくて，「もう死んじゃうんじゃないか！」と思いました。そのぐらいから，精神的な変調が次々と起こり出しました。

次々と起こったのですね。

はい。

ほかに例えば，こういうところを避けるようになったとかありますか？

そうですね。その後，パニック症になりました。そのころから，人混み，バス，地下鉄などが苦手な状況になりました。

「バスに乗っている最中には降りられないからどうしよう，発作が起きたらどうしよう」とか常に考えるようになっていきました。それから，隣や向かいに人が座るのも嫌になって，それから人への恐怖感が強くなった気がします。

最初は，人前で食べることが辛くなったことから始まった。そして，脈が速くなり過呼吸を起こして，パニック症も加わった。そして，今はいろいろなところが怖くなってきたということですね。いつもと違う状態になった時，Rさんの気持ちはどういう感じでしたか？

「自分はどうしてしまったんだろう，以前まではこんなことはなかったのに，どうして自分はこういうふうになってしまったのだろう」って，もう自分でも理解できないです。今まで，人混みが嫌，人前に立つのが嫌ということは全然なかったです。仕事も接客業，受付とかをやっていました。しかし，仕事の時，「ちょっとおかしいな」と思うことはあったのですよ。その日によって，受付で，お客さんとかが来ると勝手に震え，接客対応がすごく緊張して，ドキドキしてみたいな。そのころにもういっぺんに，いろいろな変調が出てきたという感じですね。

その変調が出てきたのも，最初の外食での出来事があった後ですか？

そうですね。

そういうふうに自分の震えなどを意識した後には，周りの人がどう思うかというのは結構気になりましたか？

はい，なりました。最初の時も，近くにお客さんがいました。私が食べられないのをその人が見ているような，「何か見られている，この人，変だって思われているのではないか」という気がしました。そうしたら，もうその人の目も気

になって，余計食べられなくなりました。私って，多分，おかしいと思われていたのでしょうね。一緒に食べに行った人が，「どうしたの？」と聞いてきました。ますます，食べられず，一口も手をつけることができませんでした。

その時に見られている感じも結構強かったのですか？

はい。すごくありました。

そうなのですね。相手に対して，自分が何か悪いことをしているような，そんな感覚というのはありましたか？

どちらかというと，「おかしい人じゃない？」と思われているのはすごく嫌でした。

自分がどう評価されているか，ということがいつも頭の中にあるような感じでしょうか？　そのほかにも，例えば，こういう人を避けるようになった，生活の中で避けるようになったことはありますか？

そうですね。例えばスーパーのレジでのお金の受渡しの時に，お金を渡すので，手元を見られるじゃないですか。そういう他者に見られているという場には，もう行くのは無理という気持ちがすごく強くなりました。

相手によっての違いはありましたか？

ある程度高齢の方ならば，私の状況をあまり気づかれないのではないかと思いました。高齢の方には，そんなに緊張しませんでした。スーパーのレジの店員も，なるべく自分より年上の人を選んだりしました。反対に，自分と同年代とか，若い人のレジは避けていました。

ご自分の状況を気づかれないように，いつも気にしていた感じですか？

214

そうですね。もう悟られたくない，気づかれたくないという
気持ちはすごく強かったです。

これまで，どんな治療をしてきましたか？

まず，パニック症のお薬を飲みました。バスや地下鉄に乗る
のがもう無理だったので，自転車で通院したこともありまし
た。通院時，たまにはバスに乗ってみようと思って挑戦し
ました。やはり，最初のころは，バスはかなり緊張しました
ね。そういう感じで，徐々に慣らしていきました。お薬はお
守り代わりに，飲まなくていい分までバッグに入れていまし
たね。今でもそうですけれども，必ずお薬は，飲まなくても
いい分までバッグに入れています。いつも，お守り代わり
に，これがあれば大丈夫という安心感はありますよね。

ほかに治療として何かしてきたことはありましたか？

そうですね。自分を試すじゃないですけれども，今日は
ちょっと調子が良さそうだから，人のいるところに行ってみ
ようとか。

自分でいろいろ少しずつできそうなことからやってきている
のですね。
ほかに思い浮かぶことは何かありましたか？

そうですね。お薬を飲むとやっぱり楽になれました。そこか
ら，「ああ，お薬を飲むと大丈夫なんだ」という自信がまず
ついて，そこからだんだん徐々に良くなっていきました。通
院するのも，バス以外に地下鉄でも来られるようになりまし
た。だんだん自分に自信が持てて，「ああ，大丈夫なのだ」
と。時間はかかりましたけれども，もうパニック症は克服し
ましたね。

人前で食べるほうはどうですか？

人前で食べるほうが，最終的に，こういうカウンセリングを受けるまで，もうずっと何十年も辛いことです。最初の時の一口も手をつけられなかったこと，今はそこまではいかないのですけれども，とにかく人前で食べることに対しての緊張感は今もあまり変わらない感じがします。

それでは，途中で始まったパニック症は，お薬のほかに少しずつご自分でもいろいろ工夫されてやってこられて克服できた。しかし，人前で食べるほうは，その間もあまり変わらなかった？

変わらないですね。

人前で食べることに関しては，治療としては，どんな形でしたか？

やはり，お薬を飲んで，少しでもリラックスして，それから食事をするという形です。なるべく見られないよう，悟られないように気を遣っています。姿勢は，前かがみになってしまいます。自分が食事に近づいて，食事と自分の距離を長く取らない，すぐ口に入れられるというようにしています。だから，こうして前かがみの姿勢で食べるようになりました。「ちょっと変だなと思われたら嫌だな」と思いながらも，そういうふうにしないと，なかなか食事がうまくとれなかったのです。

少しでも人に見えないような形で食べられるように？

そうですね。

食事を食べる時の工夫などするようになって，何か生活への影響などがあったでしょうかね。

そうですね。まず，人前での食事が苦痛なので，美味しいものなのに美味しく食べられませんでした。食事をとらないと

6

当事者からいただいた手記とインタビュー

216

生きていけないので，訓練しないといけないと思い始めました。人前で食事をとることを練習して慣らしていかないと，と思いました。

お薬を飲んで，カウンセリングを受けて，自分の中で効果のあったものは何かありましたか？

そうですね。カウンセリングを受けて，ツボをトントンと刺激すること。あれがすごく自分に合っていたみたいで，リラックスして，ちょっと眠くなります。
ぼんやりした感じで，そのぐらいの感じがちょうどいいのかな？

はい，Rさんにちょうどいい感じがつかめてきたみたいな気がしますね。

はい。すごくリラックスして，ぼんやりした感じで，眠気も少し出ているような感じですね。そのような状態ですと人前でもすごく楽に食べられるようになり，視線も気にならない時もありました。「ああ，こんなに違うのだ」と思いました。こういうふうに，リラックスしてきてから，「では，次もやってみよう」と思って，次も人前で楽に食べられました。「ああ，これは自分に効くのだ」と実感しています。

呼吸法はいかがでしょうか？

呼吸法でもリラックス効果を実感しました。

VRもやり始めましたが，あれはどうですか？

もうVRをやったころには，すごく楽にVR曝露ができるような感じでした。VRをやっていても，そんなに緊張しないのですよ。

そうでしたよね。今，人前で楽に食べられるようになってき

ました。今の目標は何かありますか？

そうですね。最初に食事がとれなくなったお店は，まだある
のですよ。そこにいつか夫と食事に行くことが目標です。も
うかなり行っていないので，そこで食事ができるようになっ
たら会食恐怖症も克服できたと思いますね。そこのお店は，
もうずっと遠ざけているので，時間をかけても焦らず挑戦し
ていこうと思っています。

そうですね。今の R さんと同じように，人前で食べること
に対して，すごく大変な思いをしている方が多くいらっしゃ
ると思います。そういう方に向けて，今はもう楽になってき
ている R さんから，何かアドバイスをいただけますか？

そうですね。無理はしないでほしいですね。緊張している最
中に，無理に人前で食事をとらなきゃいけないという課題を
課しちゃうと，もっと苦しくなると思います。無理な時は，
もう途中で食事をやめてもいいと思います。我慢して，どん
どんやっぱり苦しいことが重なっていくと，人前で食事をと
ることがだんだん難しくなると思うのですよ。
例えばどうしても誰かと食事をしなきゃいけない。でも，
その時の調子が悪いとかになったら，うそでもいいので，
「ちょっと今日，お腹がすいてないから」とか，「ちょっと胃
の調子が悪いから」とか言い訳してください。

そこのところ，よくわかりました。これでインタビューを終
わります。ありがとうございました。

ありがとうございました。

【インタビューの補足とインタビューを通して心理士が思ったこと】
　R さんは，20 年以上前，初めて食べられなかった時のことを，コマ
送りのように詳細にはっきりとインタビューでお話しされました。いき

なり，食べることができなくなり，お椀を持つ自分の手が震えているのを見て，「おかしい」と気づいたそうです。その時一緒にいた人の顔つき，会話，座っていた席も鮮明に覚えていました。それから，自分を受け入れようと思うのに時間がかかりました。一日中，頭の中に食べられない現実が浮かんでいて，夢にも出てきたそうです。発症から5年ぐらい経過して，「こうなんだ，こういうふうにしか生活できないんだ」と現状を受け入れていくようになったようです。

　当時，Rさんは，自分の病状を知られたくない一心で，交際していた相手にも知られないようにしていました。「ダイエット中」とか，「調子が悪いの」と言って，とにかく相手に悟られないように懸命でした。しかし，相手もRさんの状態を次第に理解してくれるようになったそうです。たとえば，一緒に食べる時，Rさんだけは，コロッケ1つとか。コロッケの場面は，とにかく隠そうと相手に気付かれないようにごまかしていた例で，「変に思われているかも」という怖れが，今も残っているという印象でした。

　相手が麺類などを作ってくれることもあって，「これ，好きだよね，どうして食べないの？」と言われた時に，Rさんは「お腹いっぱいだから」と言って食べないことがありました。そういうことが続くと，相手との関係性もおかしくなってきました。「私って変だなって相手がわかってくると，もうだめだな」と思い自分から別れたそうです。

　友人にも何度も食事に誘われ，そのたびごとに断り続け，疎遠になった人が何人もいました。「それでもいいと思って。自分で自分を守らないと，本当に苦しいですから。いつか一緒に行ければと思うのですがなかなかできなくて，次第に，こちらもその人と付き合わないようになっていくんです。多分，付き合いの悪い人だなって思われていたと思います。でも，それでもいい。無理して，食べられないのに食べようとすると，もっと駄目になっていきます。それがわかったから無理するのをやめました」とRさんは言いました。

　Rさんは，最初に食べられなかった時のことだけでなく，その後，食

事に誘われた時の会話，その時思い浮かんだことや気持ちも詳細に覚え
ていました。誘われるたび，断るたびに，新たに食べられない自分を突
き付けられることを重ねてきたように思われます。自身の状態を受け入
れたことは，克服に向かう大きな一歩でしたが，一方で無理をしないた
めに人との関わりを自ら切ることになり，交友関係，人生が変わって
いったように思われました。

　会食恐怖症をきっかけとして，後に社交不安症，広場恐怖症を併発
し，外出時には薬を携帯するようになりました。これは安全確保行動で
すが，R さんの場合は，それにより行動の幅を広げて試し続けることが
できています。少しずつ自信を得て，パニック症を克服した実感を得た
ことが重要と思われました。会食恐怖症は，社交不安症，広場恐怖症，
パニック症の発症のきっかけになりましたが，パニック症を克服したこ
とは，会食恐怖症に取り組むモチベーションや支えになっていると思わ
れました。

　治療においては，VR で恐怖感が下がる経験をしたことが自信になり，
「VR で大丈夫だったから」と食事に出かける後押しになっています。

　ご主人とは，かなり体調が良くなってから知り合ったので，何とか会
食恐怖症の存在は気付かれていないそうです。食べる時，R さんは前の
めりになるので，姿勢が悪いとご主人に言われたことがあったようで
す。その時は，うそをついて，「小さい時食べていてケガをしたから。
それで，こういう姿勢でしか食べられない」と返答していたそうです。

　最近，ご主人から「最近，体調は大丈夫なの？」と聞かれたそうで
す。R さんが，食器を持って普通の姿勢で食べていたからです。「意識
しないで食べられるようになってきました」と。R さんは，無理をせ
ず，自分を守り「調子がいいなと思った時に，少しずつやってみるよう
に」して，会食恐怖症と向き合い，結果として安全確保行動は減ってき
ていると思われます。

6

当事者からいただいた手記とインタビュー

220

（4）30歳代，女性，Sさん

診断：嘔吐恐怖症＋会食恐怖症

（※心理士の言葉を白の囲み，Sさんの言葉を緑色の囲みで表す）

では，よろしくお願いします。

よろしくお願いします。

今回，嘔吐恐怖症と会食恐怖症についてインタビューさせていただきます。まず，Sさんの場合の発症の時期やきっかけなど教えてください。

きっかけは，今から約5年ぐらい前でした。私が営業職時代に適応障害という形で診断されました。同時に，夜になるとパニック発作が起きるようになりました。パニック発作は気持ち悪くもなり，動悸とか息切れとかいろいろありました。一番怖いと思ったのが気持ち悪くなることでした。

気持ち悪くなるとは吐き気でしょうか？

吐き気ですね。吐き気がして気持ち悪くなって，それがとても怖くて。そこからどんどん「吐きそう，吐きそう」とずっとなるのです。そこからもうパニックという感じですね。夜に強い吐き気を伴ったパニック発作が起きることが多かったですね。私は多分，小さいころから吐くのがもともと苦手ではあったのですけれども……。

もともと苦手ではあったのですか？

もともと苦手ではあったのです。パニック発作になったら，吐き気が一番怖いなということに気づきました。吐き気が怖いということはどういうことなのだろうといろいろ調べたところ，嘔吐恐怖症という言葉を見かけました。

その時点で，嘔吐恐怖症という言葉を見かけたのですね。

はい。私は嘔吐恐怖症なのだろうなということを，自分の中で認識したと思います。パニック発作の何が怖いかというところを自分で考えた結果，やはり，吐き気が怖い，吐き気自体が怖いというのがあるなと思いました。多分そこが原点だと思います。

振り返ってみると，もともと吐くのが苦手な傾向があったのでしょうか？

はい。幼少期に乾物のスルメイカをたくさん食べたことがありました。その時に吐いてしまったのです。スルメイカをたくさん食べるとお腹で膨らんでしまうじゃないですか。それで幼少期に吐いたことを母から聞いていて，多分そのころのトラウマも今の状態に関係があるのではないかなとは思います。

それが恐らくトラウマになったのではないかと？

そうかもしれないですね。

結構はっきり覚えていますか？　そのスルメイカ事件。

幼少期でしたが覚えていますね。家のどこで吐いたかということもすごく鮮明に覚えていて，多分その内容がフラッシュバックしているのかなとも思いますけれども。

それは何歳ぐらいですか？

それは小学校1年生ぐらいのことですね。しかし，その後も吐いたことは何回かあるのですけれども，パニック発作になってから吐いたのは最近ですね。

小学校1年生のスルメイカ事件がトラウマになっていると思うとおっしゃっていましたが，そこから約5年前にパニック発作を起こすまでは日常生活で困ることとかはなかったので

すか？

風邪に罹って，吐き気を催した時はすごく辛かったですね。

それは今でもですか？

はい，ずっとそうですね。三半規管がすごく弱いので，車酔いも昔からしやすかったのですね。子どものころから結構，車酔いしていました。車で出かける時とかは必ず，助手席に乗せてもらっていました。後部座席にはずっと乗れませんでした。それは子どものころからですけれど，後部座席には乗れず，私が「気持ち悪くなった」と言ったら窓を開けたままにしてもらっていました。

吐き気に敏感で，吐くのがすごく苦手だというのはありましたが，それでも何とかうまく付き合ってきた。しかし，パニック発作が続く状況になって，嘔吐恐怖症をより意識するようになったということでしょうか？

そうですね。それまでは，多分，営業で疲れて気持ち悪くなっても，生理現象だととらえていたのです。多分そこまで本能的に怖いと思っていなかったのだと思うのです。

吐き気はすごく嫌いだけれども……。

嫌いだけれども，もうしょうがないと思っていたと思います。けれども，何か今はそういうふうに思えなくて。

恐怖と結びついてしまったのかもしれないですね。

そうですね。社会人時代に営業職だったのでやはり飲み会がありました。中には，たくさん飲んで吐いちゃう方もいるじゃないですか。飲み会で吐いている人を見て，すごく嫌な気持ちになりました。多分そういう状況を連続して大人になってから経験して余計怖くなったのかなと思います。

社会人になると飲み会があって，吐く人を見る機会も多くなりますよね。

はい。そういう状況は子どものころにはそんなに見ないじゃないですか。例えば小学校でクラスの中で同級生が授業中に吐いたところなどを私は見たことがありませんでした。多分，子どものころ誰かが吐くところを見たら嫌になる人もいるかもしれないですよね。私はそこに出会わなかったので，社会人になってから飲み会などで吐いている人を見て，それが多分きっかけの 1 つだと思います。

何となく吐くということと恐怖が結びつき始めてはいたけれども，パニック発作を経験したことで本当に結びついてしまったという感じですか？

はい，はっきり結びついたという感じですね。今思い返せばという感じです。その時はそう思っていなかったですけれども。

人前で吐くということがすごく怖いと感じていたのですか？

はい。実際は私自身，人前でそうなったことは 1 回もないのです。1 回もないのですけれども，なぜか今すごく怖くて，ここで吐いたらどんなに迷惑をかけるのだろうと思います。あと，自分が嘔吐恐怖症だから「自分が吐いたものを片づけられなかったらどうしよう」とか，そういうことまで考えてしまうのです。

人に迷惑をかけるというのが強いですか？

そうです。私は，もともと性格的に人に迷惑をかけることがすごく嫌なタイプだと思います。八方美人的なところがあって，人に良く思われたいという気持ちが子どものころからずっとありましたから，性格とかも多分影響しているのかな

と。

何かで人に不快な思いをさせるとか，迷惑をかけるのではないかというのはもともとあったと？

もともとすごく嫌です。

もともとすごく嫌なのに，まして嘔吐なんてしてしまったら，ということですよね。

そうです。

Sさんの場合は，今，嘔吐恐怖症に関して，1人でそうなるというのは大丈夫ですか。つまり1人で吐くのと人前で吐く場合の恐怖心はどちらが強いでしょうか？

今は，1人で吐くのも怖くて……。

両方ですか？

はい，誰もいなくてもです。パニック発作は夜に自宅にて1人でいる時に結構多かったです。職場でもたまになったり，外に出ていてたまになったり，車の中でなったりしたこともあったのです。けれども，最初にパニック発作になっていた時はずっと1人で家にいた時だったのですよ。家族は別に見られてもいい人，だっていつも子どものころから親は見てくれているじゃないですか。そういう状況は大丈夫なはずなのですけれども，そういうところでも気持ち悪くなること自体が怖くなってしまって，今は1人でも怖いです。

そうなのですね。人前も怖いし……。

1人でも駄目ですね。

両方ともかなり怖いというのは……？

人前もかなり怖いのですけれども，1人の時は今度は頼れる人がいないという……。

ああ，そうですか。

そうですね。先ほどお話しした中の1つで，例えば「間に合わなくて床に吐いちゃったらどうしよう」とか，「これを片づけるのは私しかいない」という考えに至ってしまうと思うのですよね。

それでは，自分がそうなることというのは，お話しいただいたように恐怖感が強いと思うのですけれども，人がそうなっているのを見聞きするのも怖いですか？

もうそれも駄目です。私は，渋谷で働いていた時がありました。朝の渋谷は，嘔吐したものがたくさん道端に落ちているのですよね。もう見られないです。見たらもうドキドキします。札幌のすすきのへは最近は行かないのですが，自分の会社のビルの前とか掃除をしますが，たまに嘔吐したものがあるとどうしようと思って怖くなります。嘔吐したものは実際のものでも，映像，たとえば，アニメとかのそういうシーンとかも見たくないです。

かなり避けているのですね。

そうですね。そういうシーンが来たらちょっと早送りしたりしちゃいますね。

そうなのですね。吐いた物に関するものは現実でも映像でも今は怖いですか？

目にするのもかなり怖いですね。

そうですよね。嘔吐恐怖症を発症されてからどんなことが変わったかとか，どんなことに支障が出たかについてはどうで

すか？　そういうシーンを見ないようにというのは先ほど出ていましたが……。

まずは必ず水を持って歩くようになって，お水と飴とか，ちょっとすっきりするようなミントタブレットみたいなものを必ず持たないと出歩けなくなりました。車に乗って外出する時は，最初にコンビニに寄ります。コンビニに行くまでの間も水がないだけでもドキドキして，気持ち悪くなったらお水を飲んだりしてなんとか落ち着かせています。とにかく，お水がないともう駄目で……。

お水がないとかなり不安が強くなる？

はい，かなり強くなります。

お水があれば落ち着くことができるということですね。

そうですね。お水がないというだけでも外出するのがちょっと怖いですね。

そうなのですね。

あとは，すっきりする飴とかがあるだけで少し安心できます。今はパニック発作になった時の抗不安薬もセットで必ず持っていっています。パニック発作の前提だと思いますが，人前でパニック発作が起きたらどうしようという予期不安も持っているので，その時にお水がないと抗不安薬が飲めないというところもあると思います。

発作になったらどうしようという不安はいつも感じているわけですね。

そうです。そのほかにも，気持ち悪くなった時にお水がないと不安になるというのもありますね。

それでは，嘔吐恐怖症に関連して吐くのが怖くて吐き気が怖いことと，吐き気を伴うパニック発作自体への恐怖，それらは重なってしまいますよね。

はい，気持ち悪くなったら必然的にパニック発作が起こりますから。

そこがセットになっていると。

もうワンセットですね。

そうですか。

あとは，食事はものすごく気をつけていて，ごはんを食べる時に一気に一口で食べないのです。昔は頬張って食べるのが好きだったのですよ。今は頬張って食べると「おえっ」と吐き気を催すことが多くなりました。それがもう怖くて，今は，少しずつ少量に小分けして食べています。あとは，食品を加熱することを気をつけています。例えば，お肉とかはしっかり焼けていないと怖くて食べられません。食中毒になるのではと心配になります。私は，胃腸炎になりたくないので，賞味期限もしっかり見ます。

Ｓさんの場合，生活の中で何かを"しない"，何かを"避ける"というよりは，何かを"する"，何か工夫して安心を得ていることも多いような気がします。工夫をしないと不安になりやすいのでしょうか？　つまり，お水を持っていないとか，あるいは加熱をしっかりしないとか，何か少し不安を下げるようなことをしないと安心できないですか？

そうですね，それは生活の中で大きいですね。気持ち悪くならないためにこれを"しなければ"と。

何かをしてしのいでいるというか，工夫しているほうが大きいですね。

そうですね。すごく，気をつけていますね。

その方法を使わないものは全部避けていますか？　例えばお水を持たないでの外出とか，よく焼かないお肉とか，賞味期限をちゃんとチェックしていない食品というのはもう駄目だということですね。

そうですね。食べても大丈夫と言われても，私は要らないと言いますね。

何々しない，何処かには行かないとか，そういう避けるのがメインのことってありますか。何か工夫を使ってというのではなくて。

"しない" ことということですよね。

そうです。回避している場所，例えば乗り物，会食，そういったのはどうですか？

バスには乗れないですね，今は，バスはちょっと難しいかな。自分の車だと寄せて停めたりとかもできるじゃないですか。それができないバスは，私は乗り物酔いしやすいし，今は乗れないですね。

そうですか。

電車の揺れはまだ大丈夫ですが，バスはちょっと乗れないですね。また以前は，牡蠣が好きでしたが今は，食べられなくなりました。

今は避けると。

そうですね。好きだけれども，今はちょっと食べるのは抵抗があります。「もし気持ち悪くなったらどうしよう」，「胃腸炎になったらどうしよう」とか考えると厳しいですね。

とにかくそうならないようにということですね。

そうですね。気持ち悪くならないように自然と全力を尽くしている感じです。日々，頭の片隅に気持ち悪くなるのでは？ということがあって，それにならないように行動するにはどうしたらいいのかといつもフル回転で考えていますね。

常にそれで動いていると。

そうですね。本当，頭がおかしいと思われても仕方ないのではないかと思います。

なるほど。では，会食が怖いとかいうのはありますか。人と食事をとるとか，それはあまりないですか？

そんなに怖くはないですけれども……。私，一昨年に結婚式をして，友人とその結婚式の打ち合わせでごはんを食べる機会がありました。その時は，ほとんど食べていなかったですね。その場にいることは大丈夫で，楽しく，もちろん友人とたくさんお話ししていたのですが，ごはんはあまり食べられませんでした。その時は，お腹がすかなかったのか，「たくさん食べたら気持ち悪くなっちゃうのではないか」という不安が強かったです。その場では食べられず，帰宅してから食べるということがよくありました。

会食場面を避けるというのはありますか？　今は，コロナ禍だからあまり機会もないかもしれませんが……。

できれば避けたいという気持ちはゼロではないです。

そうですか。

飲み会も今はもうコロナ禍でほとんどないです。けれども，もしあったとしてもあまり行きたくありません。旦那さんが仕事で飲み会が多いので，旦那さんに飲み会の様子を尋ねた

ことがあります。例えば，「お酒が弱い人とかで吐く人とか
はいないの？」と聞くと，「大丈夫，そういう人はいないし，
そういう飲み方はしないから大丈夫だよ」と旦那さんに言わ
れます。しかし，旦那さんの飲み会の状況を聞くくらい，そ
ういう場で吐く人がいないかと心配になってしまう自分もい
るのも確かですね。

そういう場面での最悪な展開としては，Sさんご自身も気持
ち悪くなり，最悪，パニック発作をきたすこともあるので
しょうか？

はい，旦那さんから話を聞いただけで気持ちが悪くなってき
ますが，想像だけなら発作まできたすことはありません。し
かし，ほかの人が吐いている場面を目撃することを想像する
だけで怖くなります。

もし本当にほかの人の嘔吐場面を見ることになったら，Sさ
んの発作につながってしまうからですよね。

多分そうなると思います。

最悪の展開ですけれども，例えばその会食でSさんが人から
「Sさんも調子が悪そうだな」と注目されるのも怖いですか？

それも怖いですね。

自分が人に迷惑をかけてしまうのではないかという不安もあ
りますか？

あります。私がパニック発作を起こし，気持ち悪くなってい
るところを人に見られたら，多分，その場で冷静でいられな
いと思います。

それは人からSさんに向かってくる矢のように鋭いベクトル
で，Sさんにとって非常に怖いものでしょうか？

かなり怖いですね。

一方，自分がどうにかなってしまって，自分が人に迷惑をかけてしまうという，他人に向かうベクトルもかなり怖いということですよね。

怖いですね。

両方気にはなっていますか？

両方怖いですね。人が吐いているのを目撃したら私も気持ち悪くなってしまうと思います。そこでまた，「自分も吐いたらどうしよう」とさらに怖くなると思います。

Sさんはいろいろな場面で怖さを感じていますよね。

はい，最悪のケースのことをいつも考えています。

そうすると，いろいろな工夫をして，よく考えてさまざまな行動をしないといけないので疲れますよね。

そうですね。多分疲れていると思います。

日々，大変辛い状況ですね。

一見，何でもない状況でもすごく頭を使っていると思います。

そうですね。そういう中で，これまでどのような治療をされてきたか，治療してきてどんな感じか，どんな印象を持っているかなど教えていただけますでしょうか？

最初は夜にパニック発作が起きることが多くて，なかなか夜しっかり眠れていなかったです。こちらのクリニックに来て，寝る前に飲むお薬をいただいて，しっかり眠れるようになってからは体調が良くなってきたと思います。今，服用している薬は自分に合っている気がします。私だけかわからな

いですけれども，眠れないと一層気持ち悪くなるのは確かです。

しっかり睡眠をとることは大切ですね。

はい，睡眠は大事ということをすごく実感しました。

そうなのですね。

睡眠がしっかり取れていると，日中の気持ち悪さが少なくなった気がします。

睡眠をしっかりとることで，パニック発作や気持ち悪くなるのが少なくなったのですね。

はい，そうです。私は昔から朝が弱くて，朝起きた時から気持ち悪さが強い毎日だったのですね。朝はごはんも食べられない，お水も飲めませんでした。朝が弱い人って結構気持ち悪くなりやすい人が多い気がします。それも多分，しっかりと眠れていないのが原因の1つのような気がします。夜しっかり眠れるようになって，いろいろな症状が少しずつ改善に向かっていると思います。

そうなのですね。

睡眠をしっかりとることで，気持ち悪さが少しずつ減ってきたという感じですね。

Sさんの行動の制限は，何か最近変化がありましたか？

去年ぐらいから少しずつコロナ禍が落ち着いていた時に，旦那さんと一緒に飛行機に乗って福岡へ行ってきました。私は飛行機もすごく不安でしたが，酔い止めを飲んで予防をして無事に行くことができたことは1つのチャレンジだったと思っています。

チャレンジしたほうが良かったと思いますか？

そうですね。先生からもチャレンジすることをいろいろ指導されました。少しずつでよいから，チャレンジしていくことが大事であると。今では，1人でも少しずつですけれども，地下鉄やJRに乗れるようにはなっていますね。

そうなのですね。そこは少しずつクリアして？

そうですね。

それでは，Sさんの行動制限は少しずつ減っているところなのですね。

そうですね。

しっかり睡眠を取ることと，そのうえで行動療法をしていくことがSさんにとって有効だったのですね。

はい，そう思います。

そうなのですね。現在，目標はありますか？

結婚して3年目になります。そろそろ子どもが欲しいなとも思っています。しかし，自分の吐いたものも処理できない人が，大丈夫なのか心配です。あとは悪阻が一番怖くて，それを私は乗り越えられるのか心配です。妊娠中に薬に頼るのもどうなのかなとも思います。でも今の私では妊娠に多分耐えられないのだろうなと……。

少し，悲観的ですね。

「私は子どもを持つ資格がないのではないか」と思ってしまいます。

お子さんを持ちたいなと思いつつ，今は少し葛藤していると

いうか……。

はい。

そうなのですね。

子どもができても，自分の子どもの嘔吐だったら大丈夫だし，それで良くなる人もいるという話も聞いています。子どもができたら悲観的な気持ちも変わるだろうし，そこで良くなるということを期待してはいるのですけれども。

そうなのですね。

妊娠して悪阻が続く人もいるじゃないですか，自分は悪阻に耐えられるのか，大丈夫なのかなと思うと怖くなりますね。

怖い気持ちもあるが期待もあるから，頑張って乗り越えたいというところですか？

目標はそこですね。

ありがとうございました。Sさんは，治療を頑張ってきて，新たな目標に取り組んでいこうとされている最中ですね。Sさんと同じような悩みや病態で苦しんでいる方，読者の方たちに先輩として，伝えておきたいこと，アドバイスなどがありましたら教えていただけますか。

私のやり方が正しいのかわからないですけれども，やはり1人で抱え込まずに人に相談することが大切だと思います。カミングアウトするというか。私の症状を以前は母しか知りませんでした。結婚してからは，旦那さんにも理解してもらえて，一緒にクリニックにも来てもらっています。最初は旦那さんに，嘔吐恐怖症について，はじめから説明するのは大変でした。旦那さん，母親以外の人にも嘔吐恐怖症について事前に話しておくと良いと思います。嘔吐恐怖症について話し

てその苦しみや病態を理解してくれた人と一緒にいる時はかなり安心できます。すべての人に嘔吐恐怖症について理解してもらえるかわかりませんが，話をしてみるということで，私としてはかなり前進したのではないかと思います。幸い，旦那さんの両親にも話をして，「今までそんなに辛かったのだね」と優しい言葉をかけていただき，その後の対応もいろいろ気を遣ってもらい理解してくれました。私の友達にも嘔吐恐怖症について打ち明けた時は少し恥ずかしかったですけれどもしっかり理解してもらいました。

> 友達に打ち明けた時は，恥ずかしかったのですね。

そうです。恥ずかしい気持ちと理解されなかったらどうしよう不安もありました。しかし，自分とこれから付き合っていく周りの人だけにでも話せただけでも少し気持ちは楽になると思います。今思えば，ずっと嘔吐恐怖症について隠し続けて1人で悩み続けるほうがすごく辛くなったと思います。

> Sさんもそういう時期もあったのですね。

ありました。嘔吐恐怖症については当初は母親しか知らなくて，外へ遊びに行くにも自分がそういう病気を抱えているということを知らない友達と遊びに行った時は，ドキドキして不安でいっぱいでした。今は友達に嘔吐恐怖症について話をしたら，「そうだったのか，具合が悪かったらすぐ言ってね」とか，「体調が悪くなったらまた次でもいいよ」と理解と配慮が得られやすくなっています。例えば，何か予定を次に立てる時でも，友人から「体調，大丈夫？　大丈夫だったら行こう」みたいな感じです。そういう理解や配慮をしてくれる友達がいること自体，気持ち的にすごく楽になった気がします。やはり，相談できる人，理解してくれる人，話して実情をわかってくれる人を少しずつでも増やしていければ行動の幅が広がると思います。今は，旦那さんと一緒に外出する時

に，私がちょっと具合悪そうにしていたら，「一回休憩するか？」と声をかけてくれます。そういう人が近くにいるだけで安心するかなと思います。

Sさんは，人に迷惑をかけたくない，あるいは，ご自身が人にどう思われるかをすごく気にするとおっしゃっていました。自分の病気を人に話すことは一般的に言って楽しい話ではないでしょうね。「話すこと自体が迷惑なんじゃないか」とか，「相手にどう思われるのだろう」と思うと，その一歩ってなかなか大変でしたでしょう。

そうですね。なかなか大変でした。やはり，身内以外に嘔吐恐怖症について言うまではすごく時間がかかりました。しかし，友達に話したら，「ああ，そうだったのか，話してくれてありがとう」と言われました。その時，「ああ，私は嘔吐恐怖症について友人に言っても良いのだ」と思いました。そこから仲の良い友人に話をしたら，みんな，「大変だったね」と声をかけてくれました。最初に友人に打ち明けるまでがすごく辛かったのですけれども，言ってしまえばそうでもなかったですね。

打ち明けるということも1つのチャレンジですね。

そうですね。

悪く思われるかもしれないという不安も常にありましたか？

そうですね。人によっては自分に対して悪いイメージを持たれたら怖いなと思っていましたが，ふたを開けてみるとそうでもなかった。

なるほど。

まずは，信頼できる人に話してみたら良いと思います。最近，嘔吐恐怖症は認知されてきていて，意外と知っている人

も多いので，怖がらずに話してみるだけで気持ちが楽になると思います。

ありがとうございました。今回のインタビューを読者が見てくれて，またこうやってちゃんと病気の認知が広がっていって，そんな特別なネガティブなことではないということがもっと広がっていく一助になると思いました。今回は本当に貴重なお話をありがとうございました。

ありがとうございました。

（5）20 歳代，女性，T さん

診断：会食恐怖症

（※心理士の言葉を白の囲み，T さんの言葉を緑色の囲みで表す）

よろしくお願いします。

よろしくお願いします。

では，まず初めに，T さんは会食，人と食事をするということに関して，かなり強い不安感や恐怖感を持たれていて治療されてきたという経験がおありだということですが，T さんの場合は，発症というのはいつですか？　きっかけだとか，こういう出来事の中でみたいな，始まりのところというのを教えていただいてもよろしいですか？

最初に強く症状を感じたのが，大学 3 年生の時に食事に行った際に食べられなかったことです。食欲が急になくなって，食事を残してしまいました。その時に吐き気とかも来て，そこから人と食事に行くのが怖くなって，徐々にその機会を避けるようになりました。きっかけはあまり自分ではわからないのです。けれども，大学 3 年生でゼミが始まった，就職活動が始まったとか，いろいろな環境の変化が 3 年生の時にあ

6

りました。もともと，環境が変わる際に食欲が落ちたり，なかなか環境にすぐ馴染めないというのはありました。

それは以前からですか？

以前からあって，その時にたまたま，食事に行って残した，食べられなかったという経験が，食べることへの恐怖感になってしまったと思います。

大学3年生の時の状況としては，複数の人と食事に行っていたのでしょうか？

その時は私ともう1人と，2人で学食に行きました。

何か，「あれっ，食べられないな」というのと，吐き気もあったのですね？

気持ち悪くもなって，全く食事が喉を通らなくなってしまいました。

食事の途中に，ですか？

食事を目の前にした瞬間に食事が入らない。満腹というか，空腹感がなくなってしまいました。それでも1口食べて2口食べて，とやっても戻ってくる感じがあって，これは危ないと思いました。その場では食事を残すことにして，一旦，その場は終わらせたという感じでした。

その日のことが，Tさんの中では怖い体験になったのでしょうか？

はい，その日のことは怖い体験として残っています。「次回，学食へ行った時に食べられるかどうか」，「また，食事を残してしまったらどうしよう」，「食事が入らなかったらどうしよう」，「吐き気が来たらどうしよう」みたいな不安が常にありました。

ちょっとトラウマになったみたいな感じですか？

はい，そう思いますね。

食事を残したこと自体，「またああなったらどうしよう？」と思ったということですか？

目の前にある料理が全く口に入らないという体験が初めてでした。今までは，食欲はないけれどもなんとか入るみたいな感じで食べられていたのが，ほとんど食べ物が入らなくなりました。それが，自分でも驚いた点です。

自分の状態にショックを受けたのですか？

はい，ショックを受けました。それから，「何かおかしい」という状態が続きました。「自分は，いったい，どうしちゃったのだろう」みたいな状態でした。

その状態は，その日の出来事が終わっても自分の中に残っていましたか？

はい，残っていました。その後，学食に行くとドキドキするようになりました。

頭で考えていることは，「またああなってしまったらどうしよう」という感じですか？

はい，食べられなかった時の気持ちが残っていて，学食に行きたくない，足が向かない感じになりました。

そして学食だけではなく，人と食事をすることを怖いと感じて，避けはじめていく感じですか？　Tさんの生活や考え方はどんなふうに変わってしまったのでしょうか。

まず，誘われた食事をすべて断るようになりました。

6

当事者からいただいた手記とインタビュー

食事のシーンでの変化は何かありますか？

人との関わりも，食事が関係してくるものだととにかく避ける。昼食はどうしても食べないと体がもたないので，それ以降は持参したお弁当に切り替えました。お弁当だと自分の家から持ってきたものなので，残してもそのまま持って帰れば良いという安心感がありました。お弁当なら大丈夫でした。

お弁当を人と食べても大丈夫でしたか？

はい，お弁当なら人と食べても大丈夫でした。多分，食事を残すということに対してかなり強い抵抗感があったようです。

そうですね。

昼食のお弁当は，残しても良いかなという感じでした。そのほかの飲み会やいろいろな集まりなどで食事に誘われても，ほぼ断っていました。

持参したお弁当と何が違いましたか？　お弁当ならなぜいいのかという点ですが。

外で出される食事は食べ切らないといけない。何か食べ残すことに，罪悪感を覚えました。

人が作った食べ物を残すことに対する罪悪感ということですか？

はい。お弁当も母親が作ってくれたものでした。けれども母親は，私の体調の変化や状況もすべて理解してくれていたので，お弁当にはそういう安心感がありました。

そうか，外食では，相手がみんなそのことを知っていたり，理解してくれるわけではないということですね。

会食恐怖症については，母親以外，誰にも言ってなかった。

言えなかったです。

それはどうしてだと思いますか？

人に，自分が人と違うところを知られたくなかったかもしれません。

理解してほしいというよりも，むしろ，知られたくなかったということですね？

はい，人に知られないように過ごすことを常に考えていました。

とにかく人と食事をすることを回避するというのが，生活の中での変化としては大きかったですか？

そうですね。とにかく断って避けていましたね。友達からも，誘っても来ない人みたいな感じに思われていたでしょう。

人に会食恐怖のことを知られないようにしている中で，誘いをどのように断っていたのですか？

あえてアルバイトなど予定を入れて忙しくして，それを理由に断ることが多かったと思います。

では，食事をしない状況で，人と会うのは問題ありませんでしたか？

はい。食事が全くない状況だと気にせずに行くことができました。

飲み物はどうでしたか？

飲み物は大丈夫でした。飲み物を買って休憩スペースで友人とお話しするのは大丈夫でした。

飲み物は全く不安がなかったのですね。では例えば，居酒屋

はどうでしたか？

居酒屋も駄目でしたが，飲み物だけなら大丈夫でした。でも居酒屋へ行くとなっただけでドキドキしてきました。体が拒否する感じがしました。居酒屋へ行くとなった時点から吐き気を催していたので，そもそも外食する予定すらも入れられませんでした。自分の弱みを人に見られたくなかったので。

はじめから絶対食事が関係してこない場面を選んで人と関わるというのも，なかなか難しくはありませんでしたか？

難しかったですね。大学3年生の終わりには，会食恐怖のことを人に話さないで，かつ人と食事をともにする状況を避けて，ということに限界がきました。当時私は人に相談するということができなかったのです。

自分が困っていることもですか？

誰かに相談するということができなかったのです。とにかくこの場から逃げたくなり，いったん大学は休学しました。ゼミも食事が絡むことが多く，ゼミにも行けなくなったからです。ゼミに行けないとなると大学も卒業できない。もう大学を辞めようかなとも思ったのです。けれども，休学中に，初めてゼミの先生に休学した理由を話しました。

休学の理由は，まさにこの症状だったのですね。

そうです。友達とうまく食事ができないとうまく付き合っていけない。そこで支障が出てきます。私の場合は教育実習も必要だったので，そこでも給食を子どもたちと食べなければいけない。それは私には無理で，教職課程も諦める気持ちになっていました。

本当にそれは人生において大きな支障ですよね。Tさんの場合はとにかく避けるという対処をしていました。生活面では

それによる支障が大きかった感じですね。

そうですね。それでもう大きく人生が変わってしまったというか。

恐怖感，不安感を下げるために何かを工夫するというよりは，とにかく避けるほうが多かったですかね。

そうですね。やってみようという気持ちにはならなくて，とにかく目の前にある嫌なことを避け続けていたという感じでした。

Tさんは，ご自分の恐怖感，不安感について，他人にどう思われているかをかなり気にしていますよね。

はい。

みんなと違うと思われたくない，症状を知られたくないというのは，相手からの視線というか，相手から自分がどう見られているかという，自分に向かうベクトルがすごく気になっていたのでしょう。また一方で，もし，食べ物を残してしまうほど調子が悪くなると，相手に嫌な思いをさせてしまうとか，自分が相手に与える影響，相手に向かうベクトルも気にされていましたか？

そうですね。どちらかというと，私は自分が人からどのように見られているかというのをすごく気にしています。食べ物を残すということに対しても，もちろんその食べ物を作ってくれた方への申し訳なさもありますけれど，残したことで周りから自分がどう思われるかということがより気になって，さまざまな気持ちが交錯していた感じです。

Tさんの場合は，自分が何かして相手に影響を与えるというベクトルよりは，相手から自分がどう見えているか，自分に向かうベクトルのほうがかなり強いですかね。残すことへの

罪悪感がないわけではないけれども，どちらかというと食べ物を残すという行為を相手はどう見るかを気にしているように思います。

そうなのですよ。外食も1人で食べに行くことはできたのです。初めてのお店ではなく，行ったことがあるお店なら，注文して食べることができました。かなり勇気は要りましたが，1人なら全くできないわけではなかったのです。

1人で食事に行った時は，食事を残すことはできるのでしょうか？

残すことはなく，全部食べられていましたね。

ああ，そうか。そもそも1人ならば不安や緊張が強くないので，食事も完食できるということですね。

そうです。相手にどう見られるかという心配がないので，安心できました。

私は1人で外食に行った時，量が多すぎて残すことがあるのですが，Tさんは，もし残そうと思えば残せたと思いますか？

その時は，食事を残すという考え自体が頭にありませんでした。

そうですか。さっき「食事を残した自分にショックを受けた」とおっしゃっていましたが，Tさんの場合，“食事を残す”という行為の重さがかなりあるようですね。

そうですね。

大学を休学することになり，治療は並行して始めたのでしょうか？　実際に診断を受けて治療するというのはどの段階で

すか？

休学をする前後ぐらいから大学の相談室に相談をしました。そして大学が紹介してくれたメンタルクリニックに行ってお薬をもらいました。けれども，大体言われるのが，「行かないとダメだよ。避け続けていたら治らないから行きなさい」と。私の気持ちは「行きたい，でも行けない」。それを少しでも和らげる意味でのお薬は処方されていました。

「行かないといけない」と言われて，外食へ行けるようになったのですか？

そのころは，食事というよりも会話を楽しんだりするようにして，友達に誘われた飲み会に少しずつ参加するようになりました。

曝露療法的なチャレンジですね。

記憶に残っているのは，仲が良い友達と夕方に居酒屋に行くとなった時に，朝から夕方までの間ずっと家で吐いていたことがありました。

実際に吐いてしまったのですか？

はい，実際に吐きましたが，その状況でも居酒屋に行きました。

「行きなさい」と言われているから？

はい。最初のころはあらかじめ家で吐いて，すっきりさせてから飲み会に行くみたいな感じでした。

挑戦は大事ですが，でもそれはかなり辛いですよね。

辛かったですね。実際に行っても，気持ち悪いのはずっと残っていました。「今日は調子が悪いのだ」という一言を友

達に言いながら参加していました。

そういう中で少しずつ良くなっていくのでしょうか。

気づいた時には飲み会は大丈夫になっていました。友達と居酒屋で，食べ物を取り分けたり，1人の量が決まっていないタイプの食事であれば大丈夫になりました。そしてその後，大学にも復学しました。しかし，どうしても一人前の食事はとれなくて，学食で食べるということはできなかったですね。お弁当を持って行って食べるということは続けていました。

克服していたことと，でも回避していることもまだまだあるという感じですか？

そうですね。一人前の食事の場面には行けないという状況が，そこから7，8年ぐらいつづきました。

そこはなかなか克服が難しかったのですね。

就職してからも，外勤に行ったらお昼を外で食べようという話になるとか，いろいろな弊害がありました。結局，仕事上でも食事のことがネックになって，仕事を続けられなかったりもしました。一人前を食べるという食事の場面に行く一歩が踏み出せませんでした。しかし，一人前でなければ食べられるようになってきてはいました。

一人前の食事を食べるという場面を，その後どのように克服されたのですか？

去年，初めて一人暮らしをしている方とお付き合いをすることになりました。その方の家で食事をするとなると，やはり彼と私の分，それぞれ一人前ずつという場面が出てきますよね。そこで，"一人前の食事を人と一緒に食べる"ということに挑戦せざるを得なくなりました。外食なら，食事が一人

前で出てこないようなお店，例えばお好み焼き屋さんで彼とシェアして食べるということを選ぶことができました。一人前を人と一緒に食べるとなると，例え彼の家であっても，初めはかなり緊張して恐怖心から吐き気が出てしまうことが多かったです。でもある時，一口食べたら何か吹っ切れたのか，気づいたら食べ終わっていました。「あ，私食べられた」と思って，そこで成功体験を得ました。

その時はもう避けなかったのですね。

その時にはもう，避けるという選択肢はありませんでした。体調の悪い中でも何とか食べることができました。

実際，そこで成功体験が得られたと？

はい，成功体験が得られたと思います。その後は，さまざまな状況において食事は一人前を食べることを心がけています。

Tさんがやってきたことは，まさにご自分での治療ですね。やはりチャレンジをしていったというのは大きいですか？

毎回，「大丈夫かな」と思って，ステップを踏む感じはありますが。

しっかり，段階を踏んでの挑戦，一歩一歩チャレンジしていったという感じですね。

はい，段階を踏んで少しずつチャレンジしていこうと思っています。

先ほど，一人暮らしの方とお付き合いしたことが1つの転機だったと話されました。彼にはTさんの体調はお話しできていたのでしょうか？　大学生のころは，誰にも言えなかったということでしたが，ご自分の症状や，困り感の共有みた

いなものはこの段階ではどうだったのでしょうか？

彼と付き合う段階で話は一度しました。しかし，最初はなかなか理解が得られませんでした。「これはいいけれどもこれはダメ」，「こういう場面は大丈夫だけれどもこういう場面は苦手」なんだと言っても，なかなか，理解されないことが多かったですね。その後，もう一度きちんと話そうと思って，結局2回話をしました。

以前の，とにかく人に知られたくないという気持ちに変化が出たのですか？

はい。徐々に，話せる人には話していこうと思うようになりました。

それはこの経過の中で，少しずつそう思うようになっていったのでしょうか？

経過の中で，"食事を残しちゃいけない"という強い思いから，"残しても良い"へと考え方が変化してきました。そして症状のことも，この人には話しておこうと思えた人には伝えられるようになりました。でも，彼とも初めからどこへでも外食に行けたわけではありません。付き合い始めのころ，提案されたお店が定食屋さんだったので，それはお断りしました。理由をきちんと伝えたうえで，ここなら行けるというお店を私から提案して，そこに変えてもらったりしていました。

理由や症状を包み隠さず，きちんと相手に伝えることも大切ですね。

はい。

チャレンジをしていろいろ達成できていったわけですが，その中で，Tさんの考え方はどのように変化しましたか？

> かなり自分に対して緩くなった，と思います。

> それは克服していく中で大事でしたか？

> そう思います。考え方自体が変化することを改めて実感しました。私の場合は，両親には症状のことを全部話していました。例えば，「食事の機会が今度あるけれども大丈夫かな？」とよく相談していました。両親には，「食べられる分だけで良いのだよ，残しても何も問題ないから」とひたすら言ってもらいました。私はそれを聞いて，「そうだよね」と言って安心して行くことができました。

> それでは，ご両親の支えもかなり大きかったのですね。

> そうですね。

> 今の時点では，かなりの場面を克服されましたか？　現時点でのチャレンジ目標，今後はこれを達成したいということなどがあれば教えてください。

> 今でも，"この場面を想像したら怖い"という場面はあります。例えば，その後彼と結婚したのですが，彼の実家での食事はまだ経験していないのです。結婚した時もこれから，いろいろ大丈夫かなという不安はありました。結婚当初は，主人との食事でも，体調が悪い時は食べられない時もありました。でも今は主人と安心して食べています。主人には何でも話せるので，もし食べられなかったら，それを正直に伝えています。それが安心感であり，緊張度を下げるという面では効果的です。以前と比べて，できることは増えてはきました。しかし，「どの場面でももう大丈夫です」というレベルにはまだいってはいないと思います。でも，これまでの経験で苦手な状況をうまく乗り越えていく方法は何となく見つけられそうな気はしています。

6

当事者からいただいた手記とインタビュー

すばらしいですね。今とこれからも，またレベルの高いところにチャレンジして，達成感を持ち続けていくという感じですね。

今も，日々練習です。けれども，気づいた時に，「あっ，もう気にならなくなっていた」と実感することが増えてきました。日々，目の前のことを頑張っていたら，振り返った時に，「あっ，あれが乗り越えられるようになっていた」みたいな感じなのかなと。

やはり段階を踏んで，1つずつ挑戦していくことは大事ですね。

そうですね。あまりに不安が高い状況にいきなり挑戦するのは難しいこともあると思います。

Tさんも，これまでやみくもにチャレンジしていたわけではなかったですよね。いろいろ準備をし，ここなら行けるかなという，チャレンジするターゲットはかなり慎重に決めてきたという感じですね。

そうですね。

最後に，今，この書籍を読んでいる方の中には，同じような苦しみを抱えていて，治療されている方もいるでしょう。あるいは診断すらまだつかず，治療にうまく入れていないという方もいると思います。同じような悩みを抱えている読者の方に，先輩としてアドバイスや，これは伝えておきたいということがあれば教えていただけないでしょうか？

私が本当に食べられなくて悩んでいた時には，「もう一生このままなのか？」という思いに駆られていました。仕事や私生活におけるいろいろな状況において，人とともに食事をとることに支障をきたしていました。人と食事をするのが難し

いということは，いろいろな面において支障を来すものだとすごく実感しています。食事が 1 つのコミュニケーションツールだったりするので，それができないとなると，「本当に自分は何なのだ」，「自分は何もできない」とか，すごくネガティブな気持ちになりました。その時は，"克服"というものが見えなかったのです。「私はこの先どうなってしまうのだろう？」とすごく塞ぎ込んだ時期もありました。しかも，目の前のできることから挑戦するというのもなかなか難しく，それすらもなかなか一歩踏み出せないこともありました。しかし，ちょっとした頑張りが，その積み重ねが，振り返った時に，「あれっ，できるようになっている」という気づきにつながったのも事実です。今は，食事を食べ切ることが，私のゴールではないと思っています。食事自体を楽しめるようになれば，私はもうそれでいいと思っています。

> そこは大学 3 年生の時と変わりましたか？

> > 当時は，この気持ちにはならなかったです。

> 当時は，食べ切ること，残さないことがとても大事だったと言っていましたね。

> > はい。

> 目の前の，あまり大きなことからじゃなくて，できることからチャレンジしていく。一生このままなのだと諦めてしまわずに，できることからチャレンジするということがポイントですね。

> > そうです。その頑張りが，気づいた時にはステップとなって前進しているという。

> なかなかその一歩を踏み出すことが難しかった時期も経験している T さんだからこそのアドバイスですね。

そうですよ。頭ではわかっていても，気持ちは恐怖心が強くてなかなかチャレンジできないことは多々あります。気持ちとしては，嫌なことを避けたいじゃないですか？　その一歩が難しいとは思うのですけれども，本当にスモールステップみたいな感じで，いきなり大きいことではなくて，これならできるというところから少しずつレベルを上げていくことが大切です。

そういう意味では，頑張り過ぎないことも大事ですね。

私もそう思いますね。

本日は貴重なお話をたくさん伺わせていただいてありがとうございました。

ありがとうございました。

第7章

総合討論

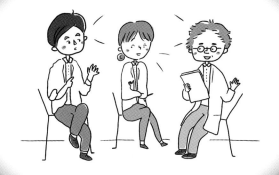

医　師　：今回，嘔吐恐怖症と会食恐怖症の当事者向けの本を作成中で
　　　　　す。そこで，この2つの恐怖症，食に関する恐怖症と言って
　　　　　もよいでしょう。実際に認知行動療法などのカウンセリング
　　　　　を行っているお二人の心理士のご意見を伺って，この書籍の
　　　　　まとめにしていきたいと思いますので，よろしくお願いしま
　　　　　す。

心理士A：よろしくお願いします。

心理士B：よろしくお願いします。

医　師　：まず，皆さん，第6章にある患者さんの手記やインタビュー
　　　　　をご覧になりましたか。

心理士A：はい。

医　師　：私は，この書籍の一番のポイントは，手記やインタビューな
　　　　　ど患者さんからの生の声というのが大きいなと思いました。
　　　　　今回，手記やインタビューから思ったことがいくつかありま
　　　　　した。患者さん方は，嘔吐恐怖症にしても会食恐怖症にして
　　　　　も，その発端といいますか，例えば嘔吐したとか，急に食事
　　　　　が喉を通らなくなったとかということを，仮に幼少期であっ
　　　　　ても10年前であっても，その時の様子をかなり鮮明に覚えて
　　　　　いるという気がしました。このことに関して皆さん，どう思
　　　　　われますか。

心理士A：それは，本当に先生のおっしゃるとおりだと思います。本当
　　　　　に場面がありありと浮かぶというか，その時の音だったり臭
　　　　　いだったり，他人がいる時は相手の表情などを鮮明に覚えて
　　　　　いる方が多いですよね。何となくこういうことがあったかな
　　　　　というぼやけた感じじゃないですよね。

医　師　：ありのままの五感といいますか，その時の嘔吐，臭い，それ
　　　　　から，例えば部屋の暗さ，周りにいる人々の反応，表情，言
　　　　　動など鮮明に思い出しますね。本当に，これはフラッシュバッ
　　　　　クと言っていいのかどうかわからないけれども，その鮮明度
　　　　　がかなり高いという感じがしました。
　　　　　　Bさんは患者さんと接していかがですか。

心理士Ｂ：本当にすぐに当時の様子を答えるあたりからも，よく覚えて
　　　　　いるのを感じます。多分何回も思い起こして，思い起こして
　　　　　また新たに感じて，というのを何回も繰り返しているなと感
　　　　　じます。

医　師　：これらは，トラウマ，外傷体験と言っていいと思います。そ
　　　　　れは，ある時期，潜在化する方もいます。けれども，例えば，
　　　　　社会人になって会食の機会が増えた，お子さんができて，そ
　　　　　のお子さんが吐いた。そういうきっかけがあると，また，ス
　　　　　イッチが入って，恐怖症というのはまた再燃する感じがしま
　　　　　すね。そこが，この嘔吐恐怖症，会食恐怖症の厳しい点とい
　　　　　うか，再発する方も結構多いという印象があります。
　　　　　　　Aさん，再発という点に関してはどういう印象があります
　　　　　か？

心理士Ａ：私は，PTSDなどトラウマ関連疾患の治療もしています。そ
　　　　　れらとの共通点や相違点とかも考えたりしました。トリガー，
　　　　　きっかけが比較的少ない，それを思い起こすとか，嘔吐や食
　　　　　べることについて恐怖が呼び起こされることが，たまたま環
　　　　　境的に少ない，たまたまなかったという期間，そういう期間
　　　　　は良くなっているというか，場合によっては潜在化している
　　　　　ということなのかなと。トラウマティックな記憶とか恐怖感
　　　　　というのは，しかし，ベースにはやはりあるのですよね。あ
　　　　　るのだけれども，それが，さまざまな要因で表に出てこない
　　　　　で済んでいる時期があったりするのでしょうね。だから，再
　　　　　発というのは，本当にたまたま起きることもあるし，人生の
　　　　　節目で起きることも多いという印象です。

医　師　：わかりました。思うに，この2つの恐怖症，何度も言います
　　　　　けれども，外傷体験となっているかなという気がしますね。

心理士Ａ：実際，患者さん自身もトラウマという言葉をよく使われます
　　　　　ね。

医　師　：それは，確かにそう思います。

心理士Ａ：こちらがあえてトラウマという言葉を使わなくてもそうです

256

かね？

医　師　：初めから，「あれはトラウマになった」と言う方が結構多いですね。あとは，「死ぬほど辛い思いをした」というように"死ぬほど"という言葉がよく出てきますね。

心理士Ａ：特にパニック症との合併例だと，パニック発作で死ぬ思いをしたとおっしゃる方が多くいます。パニック発作そのもののトラウマ性が重なってきてしまうので，そういった方は特にトラウマ性をかなり強く感じます。

医　師　：そうですね。いろいろな背景はありますけれども，例えば，会食恐怖を例にとると，会食恐怖を生じやすいきっかけを第2章の総論で解説しました。対人恐怖を含めた社交不安症，Ａさんが述べたパニック症，嘔吐恐怖症の3つです。例えば，社交不安症，対人恐怖というのも，これはかなり他人を意識します。例えば，吐いた時の相手の表情，言動，あるいは会食した時の相手の表情。そういうものにかなり当事者の皆さんは，敏感すぎるというか，過敏に感じていらっしゃるような気がします。

　　　　　Ｂさん，対人恐怖症という面でいうと，これらの患者さんの対人恐怖はどうでしょうか？

心理士Ｂ：やはり，相手のことをすごく想像し過ぎているというか，必要以上に自分が人に迷惑をかけている，相手が嫌がっていると思われていますね。周囲からの視線は皆さん共通して本当に強く，感じていらっしゃると思います。

医　師　：第2章の会食恐怖症の総論で解説させていただいた対人恐怖のベクトルと社交不安のベクトル（図2-2を次ページに再掲）。今，Ｂさんがおっしゃったのは，どちらかというと加害性ですね。相手に加害するという相手に向かうベクトル，そういう対人恐怖のベクトルと，相手からの視線を真っ向に受ける，自分に向かう社交不安のベクトル，これらのベクトルが交差するような，そういう共通性みたいなのは何かありそうな感じがしますね。

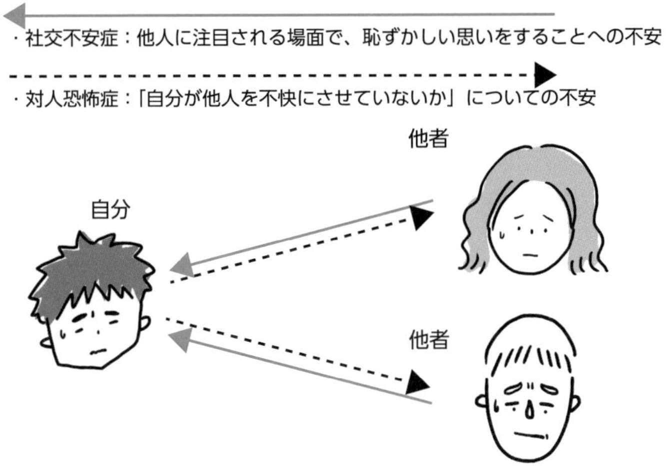

・社交不安症：他人に注目される場面で、恥ずかしい思いをすることへの不安

・対人恐怖症：「自分が他人を不快にさせていないか」についての不安

他者

自分

他者

図 2-2　対人恐怖症と社交不安症の違い（再掲）

　　先ほど，Ａさんが述べたパニック症のパニック発作自体は，本当に，死ぬのではないかという激烈な恐怖感を伴いますので，そういうものが併発すると，「死ぬのではないか」，「死ぬほど辛い」という表現をされる方が随分多いような気がします。

心理士Ａ：社交不安症に関してですが，患者さんの中には，"社会的な死"を恐れている方も多いと思います。客観的には死ぬことはないと思うけれども，患者さんは人に迷惑をかけて嫌な人だと思われることがもう終わりだというか，"社会的に死ぬ"くらいに感じているというか。破局的といえば破局的かもしれないですけれども。

医　師：そのとおりだと思います。破局的認知は，かなりの方がお持ちのようですね。

心理士Ｂ：自分が"場の雰囲気を崩す"ということをすごく気にしていらっしゃる方も多いと思います。相手に"迷惑をかける"のとまた少し違い，その場の雰囲気を保つことが自分の役割と強く意識している気がします。

心理士Ａ：自分の役割を達成できないことへの葛藤でしょうか？

心理士Ｂ：そこを重要視している方も多いという印象です。

医　師：2つの恐怖症を併発している方が多いですけれども，私の印象としては，皆さん，かなり真面目な方が多いですね。

心理士Ａ：本当にそうですね。

医　師：そして，今，Ｂさんがおっしゃったように，やはり，相手をよく見ている。相手に自分がどう思われているかということを常に気にしている。ある意味，他者配慮が強いですよね。他者配慮が強い，逆に言うと，自責の念も強くなります。そういう場合，良い時は問題ないが，恐怖症が発症してしまうと，得てして悪循環に陥りやすい傾向にあるのではないかと思います。

心理士Ａ：真面目さや他者配慮が強い，人に対して敏感であるというのは，本来ネガティブな側面だけでなく，むしろプラスな面でもあると思います。

医　師：真面目さや他者配慮などは社会生活を営むうえでは，幼少期から少しずつ人と接するうえで培ってきたスキルであると思いますので，それ自体を否定しているわけではないです。

心理士Ａ：私もそう思います。

医　師：ただ，そのスキルの使い方が大事なポイントでしょう。

心理士Ａ：そのスキルの使い方次第で，たまたま恐怖症と結びついてしまうということもありますしね。

医　師：そうです。過剰に過敏性が発揮されてしまって，自らを追い詰める方も多く見受けられます。

心理士Ａ：それらのスキルはもともと物事を遂行するうえでの原動力になりうると思います。けれども，そこのボタンを掛け違うと，場合によっては嘔吐恐怖症や会食恐怖症が発症する準備性や背景要因になり得ると考えていいですかね。

医　師：その通りです。

心理士Ａ：悪いことではないが，恐怖症発症の視点から見ると，準備性にはなっていますよね。

医　師　：そういう面でも，嘔吐恐怖症や会食恐怖症の患者さんの認知
　　　　　を知ることは大切です。先ほど，私は破局的認知と申しまし
　　　　　た。セラピストの立場では，認知療法の一環として，認知の
　　　　　修正など行っているのでしょうか？　具体的に，認知をいか
　　　　　に取り扱っているか教えてください。

心理士Ａ：認知療法でよく用いられる ABC シートなどを導入すること
　　　　　も，あることはあります。ただ私の場合，まず行動療法を進
　　　　　めながら，その体験を話し合い，検証していくという順番に
　　　　　なることが多いです。必ずしもシートを使わなくても，チャ
　　　　　レンジしてみてどうだったか，実際には周りの反応はどうだっ
　　　　　たか，相手に何か言われたのかとか，そういうことを検証し
　　　　　ていく中で，チャレンジ前に思っていたこととチャレンジ後
　　　　　に考えることとの違いを丁寧に整理していきます。

医　師　：わかりました。それでは，認知行動療法において，認知と行
　　　　　動をあえて分けなくても，同時並行で行動も変容するし認知
　　　　　も変容する。それを，セラピストとしてはよく見ながら，患
　　　　　者さんと協働作業を進めていく中で，またやっていくという
　　　　　感じでしょうか？

心理士Ａ：はい，認知と行動は不可分だと思います。場合によっては認
　　　　　知の部分をかなり徹底的に話し合ってからチャレンジしてみ
　　　　　ましょうということもあるかもしれません。それは，セラピ
　　　　　ストや患者さんの状況に合わせて臨機応変にやっています。

医　師　：わかりました。Ｂさんも，Ａさんが述べたように認知と行動
　　　　　を同時並行で進めていくという感じでしょうか？

心理士Ｂ：はい。さらに，今，何が起きているかというのを図に描く感
　　　　　じでしょうか。こうなっているからこうなって，こう思って，
　　　　　これ自体は異常なことではないというところをまず確認して
　　　　　行動していただくことが多いと思います。

医　師　：図に描くのは，セラピストですか？

心理士Ｂ：はい，本当にメモ程度という感じです。「頭の中に浮かんでい
　　　　　ることはこういうこと」，「実際にこうなっているけれども」

というもので，心理教育の中の一部という形ですね。

医　師　：それでは，カウンセリングのセッションの中では，認知，行動も入ってきますし，心理教育を必要に応じて行うという感じで，その時の状況によって何度も丹念に行っていくということでよろしいでしょうか。

心理士Ａ：基本的には，心理教育は冒頭に来ると思います。しかし，進行に合わせて，「以前も話し合いましたけれども再度確認しましょうか」みたいなことはあるかなと思いますけれども，どうですか。

心理士Ｂ：はい。

医　師　：なるほど，わかりました。それでは，次の話題として，認知行動療法をセラピストと一緒にできない患者さんがいるとしましょう。そういう方にはどういうふうにしていったらよいのか。例えば，私が診察している患者さんでも，すべての方がカウンセリングを受けているわけじゃないですね。例えば薬物療法だけでもよいとか，要は，私が簡単に心理教育なり宿題みたいな提示をして，やってきてもらう場合もあります。しっかりとした認知行動療法を行わない場合，あるいはできない場合，患者さんにどういうことをやってもらうのがいいでしょうか？

心理士Ａ：本書の患者さんへのインタビューや手記の部分でもよく出てきますが，患者さん自身がおっしゃっているのは記録ですね。自分の記録，日記という形の方もいますし行動メモみたいな方もいます。あるいは先ほど，Ｂさんがおっしゃっていたように，「こういうことをしようとしたら」，「こんなことを考えてこうなった」みたいなことを図にしている方もいます。自分で書いてみて，自分の中で起こっていることをアウトプットして，自分でそれをまた眺めるみたいなことが非常に有効であると話す患者さんが多いです。特別，心理士がいなくてもまず思っていること，行ったことなど書いてみるのは有効な方法の１つであることは確かだと思います。

医　師：Bさん，どう思いますか。

心理士B：第6章の手記の中にもあったと思いますが，ある患者さんが，「例えば会食の場面を避けないように」先生に言われたと。「それが曝露だったのですね」というのがありましたね。自分の中で，ただ単に反応が出ているのではなくて，辛い場面は自分の練習場面なんだと意識をすることは，後々にとても役立ちます。そして，患者さんが少しでも進んでいる実感を味わっていけるなら，そのような形で進めていくのもよいのかなと思います。

医　師：なるほど。

心理士A：少し行動実験をしてみて，結果どうだったと検証する。それを踏まえて次のステップへ進むパターンは，患者さん自身でもやっていける場合が多いのではないでしょうか。

心理士B：そうですね。

医　師：手記にもありました。実際，ノートに行動を書いたりしている方が結構いらっしゃいますよね。それ自体，いいことですよね。今，Bさんがおっしゃったように，それを見返して，また，自分がどの程度進んでいるかとか，客観的に評価していっていただければ，立派な治療ですよね。要するに，私が言いたいのは，心理士がいないクリニックがあるわけです。それから，そもそも認知行動療法を希望されないという患者さんもいます。そういう方々には，医師の立場から言うと日記をつけることを勧めていくのはいいことなのですね。

心理士A：認知行動療法といきなり言われると，抵抗感を示す方もいるかもしれないので。

医　師：そう思います。

心理士A：その場合，「ちょっとメモを取ってみたら？」とか，「不安のレベルを，数字で言うと？」とか。そういうエッセンスは，実はもうしっかり認知行動療法だと思います。

医　師：手記を読むと，自然とそうなっている方も多いのですよね。日記に書く，その中で自分の進捗状況，あるいは回避してい

7

総合討論

　　　　　る状況だとか，良い点と悪い点をしっかりと把握できる。立
　　　　　派な治療効果になっている気がしました。

心理士Ａ：書いたりすると，少し距離が取れるのですかね？

医　　師：はい，書くことは，私はすごく治療効果があると思います。

心理士Ｂ：先ほど，Ａさんもおっしゃっていたように，一旦外に出すと
　　　　　いうか，距離を取ることによって，例えば「自分が弱かった
　　　　　せいでこうなった」というところから，少し距離を取る効果
　　　　　は高いかなと思います。

医　　師：これも手記から教えていただいたのですけれども，自分の体
　　　　　調を人に言えない方が結構多いですね。

心理士Ａ：多いですね。

医　　師：結局，悩みや心配事をため込んじゃっているわけです。けれ
　　　　　ども，それに対して書くということは，そういう方に対して
　　　　　も一定の効果はあるということですね。本当に手記を通して
　　　　　学ぶことがかなり多かったと思います。

心理士Ａ：本当にそうです。

医　　師：次は，VRの話をしたいと思います。2021年に当院で，多分，
　　　　　日本で初めてじゃないかと思うのですけれども，嘔吐恐怖症，
　　　　　会食恐怖症専用のVRのシステムを作りました。現在，20人
　　　　　ほどやっていますかね。嘔吐恐怖症，会食恐怖症に対する曝
　　　　　露療法を進めるうえで，やはり曝露できる環境になかなか行
　　　　　けない。例えばレストランに行けない，嘔吐を目にする状況
　　　　　自体，設定をするのも，それは大変なことです。やはりそう
　　　　　いう意味で，新しく作られたVRシステムに，一定の効果は
　　　　　期待しているところです。まず，Ｂさん，実際に患者さんに
　　　　　VR曝露をやった印象はいかがでしょうかね。

心理士Ｂ：嘔吐物をVRの中で見ることができるということ自体に，ま
　　　　　ず驚きというか，それを患者さんは感じられていました。そ
　　　　　して，本当に今先生が言われたように，実際に嘔吐に対して
　　　　　すごい恐怖心を持っているけれども，生活の中で人の嘔吐を
　　　　　見る機会ってあまりないだけに，ご自分が目指している治療

　　　　　　　　の方向というのが，VR曝露をすることでもう一回意識化でき
　　　　　　　　ているのかなという感じは患者さんの反応を見ていて思いま
　　　　　　　　す。

医　　師：最初は，皆さん結構びっくりされませんでしたか？

心理士Ｂ：そうですね。

医　　師：そこはしっかり心理教育を行って，少しずつ強度を上げてい
　　　　　　　　くことになります。一種のテクニックは必要かと思います。

心理士Ｂ：実際にはコントロールできないものが多くても，VRなら少し
　　　　　　　　ずつでもコントロールできる部分があるというのも，VR曝露
　　　　　　　　の中で安心できる点かなと思います。

医　　師：それは大きいですね。Aさんは，実際やってみてどうですか。

心理士Ａ：嘔吐恐怖症に対する行動療法を考えた時に，VR曝露でやっ
　　　　　　　　ているような嘔吐そのものの光景や音への曝露と，嘔吐その
　　　　　　　　ものではなくて，例えば乗り物のように日常に普通にある刺
　　　　　　　　激に曝露するのと，大きくいうと2つの側面があるような気
　　　　　　　　がします。私の場合は，日常的にまず使える素材，例えば乗
　　　　　　　　り物や人がたくさんいるところへの曝露から入っていきます。
　　　　　　　　VRであっても，初めから嘔吐を目にしてしまうとリスクはあ
　　　　　　　　ると思います。まず，嘔吐そのもの以外の状況から入っていっ
　　　　　　　　て，その後に嘔吐そのものにVRで取り組んでいただくとい
　　　　　　　　う流れが多いですね。通常の日常にある刺激でかなり自信を
　　　　　　　　つけてから，嘔吐そのものへの曝露，VR曝露に進んだほう
　　　　　　　　が，結構乗り越えてきたという自信があるので，やりやすい
　　　　　　　　かなと思っています。

心理士Ｂ：私も流れはAさんと同様です。例えば，乗り物の中で，まず
　　　　　　　　嘔吐がない状態でどれぐらいのSUDsがあるかというところ
　　　　　　　　からはじめます。たいていの場合，VRで曝すことに対して
　　　　　　　　も，強い恐怖感を持っていらっしゃることが多いのです。ま
　　　　　　　　ず，その前の段階でSUDsの状況を見ながら，最初は予告し
　　　　　　　　て，「まず吐しゃ物を見るところからやってみますか」といっ
　　　　　　　　た感じでVR曝露を導入していきます。

7

総合討論

心理士A：したがって，"嘔吐恐怖症＝VR で嘔吐場面への曝露をする"，という短絡的なイメージがついてしまうのは，あまり望ましくないと思います。場合によっては，認知行動療法そのものに対しての恐怖心を上げてしまうのではないかと思っています。

医　師：A さん，先ほど，行動療法の 2 つの側面って言っていたように思いますけれども，1 つ目についてもう少し説明してください。

心理士A：それは，パニック症の行動療法とほぼ同じです。日常で実践できる曝露療法，乗り物に乗ってみるとか人がたくさんいる場所へ行ってみるとかの課題ですね。

医　師：それは，in vivo エクスポージャー（実生活内曝露：現実曝露とも言う。現実の刺激を用いて行われる曝露。以下 in vivo）という形ですね。

心理士A：はい，in vivo ですね。

医　師：まず最初に in vivo で行っていただくこと。そして，それが達成できて，第 2 段階として嘔吐や会食の VR 曝露に進んでいくという意味ですね。

心理士A：はい，嘔吐恐怖症の方に関しては，その手順でやることが多いと思います。嘔吐恐怖症だからといって VR での嘔吐そのものへの曝露から入ることは少ないと思います。

医　師：会食恐怖症はどうでしょうか。

心理士A：会食恐怖症の場合は，in vivo の機会がたくさんある方とか，機会をつくれる方，つまり in vivo で曝露，挑戦できる場合は，それはそれでいいのかなと思っています。しかし，会食の機会がなかなか少ないとか，in vivo からだと非常に SUDs が高い場合は嘔吐恐怖症とは異なり，VR 曝露から入る場合もあります。

医　師：嘔吐恐怖症と会食恐怖症の VR 曝露の手順には，若干違いはあるわけですね。

心理士B：会食恐怖症の場合，細かくいろいろ，その人にとっての大変

　　　　　さが違います。例えば状況も，お一人のほうが不安が少ない
　　　　　人もいれば，誰かと一緒に行ったほうが良い人もおり，本当
　　　　　にいろいろですので嘔吐恐怖症とアプローチは若干異なって
　　　　　くると思います。

心理士Ａ：日常で体験できないことに対して VR を使用するとか？

心理士Ｂ：日常でやるための準備として VR を使用することもあります。

心理士Ａ：やはりこの2つの恐怖症では，VR の使い方が少し変わるかも
　　　　　しれないですね。

医　師　：多少違うというのは，嘔吐恐怖症と会食恐怖症で違うという
　　　　　ことですね。

心理士Ａ：はい。

医　師　：なるほど。

心理士Ａ：嘔吐恐怖症の VR 曝露に関しては，VR で人の嘔吐を見る，吐
　　　　　しゃ物を見るという練習をしてから，in vivo で，SUDs を上
　　　　　げて計画的に同じことをやるという順番はなかなか難しいと
　　　　　思うのですよね。曝露されるとしても，たまたま遭遇，とい
　　　　　う形になりますよね。

医　師　：嘔吐恐怖症は，最初は in vivo のほうが良いと。

心理士Ａ：in vivo でできる曝露を先にやって，そちらをまず克服してい
　　　　　ただく例が多いですね。

医　師　：その後に VR 曝露に進んでいくと。

心理士Ａ：はい，そういうことが多いかなと思います。

医　師　：それに対して，会食恐怖症は，まず，VR で少し練習をして，
　　　　　実地の in vivo に入っていくパターンが多いということでしょ
　　　　　うか。

心理士Ａ：あるいは，in vivo と VR を並行して使っていくか。

医　師　：それは B さんも同じ形ですか？

心理士Ｂ：嘔吐恐怖症よりも会食恐怖症のほうが実際に，いろいろな形
　　　　　で試せるので，本当に幅が広くなるかなと。

医　師　：なるほど。実際そういうアプローチの違いが出てくるという
　　　　　感じですね。わかりました。今回の書籍にはいろいろなケー

スが出てきました。嘔吐恐怖症単独の方もいれば，会食恐怖症を併発している方も結構いました。そのほか，パニック症，広場恐怖症の併発など，さまざまな精神疾患を併発しやすいのも特徴だと思います。

　先ほどＡさんから広場恐怖症の話が出てきましたけれども，広場恐怖症というのは，つまるところ，苦手な場所があって回避しているということですよね。その回避行動に対して，お二人のお考えはいかがでしょう。

心理士Ａ：回避行動に対してですか。

医　師：いろいろな不安症を診てきたと思いますけれども，食べることに関する恐怖症である嘔吐恐怖症，会食恐怖症の回避行動というのは，ほかの不安症と何か違う点がありそうですか？

心理士Ａ：本来脅威ではない場面，刺激が脅威と意味づけられて，それを避けるというメカニズムにおいては，共通だと思います。

医　師：なるほど。Ｂさんはどうですか，回避行動に関しては，ほかの不安症と嘔吐恐怖症，会食恐怖症が何か違いがあるか，どうでしょうか？

心理士Ｂ：ほかの恐怖症と同じなのかもしれませんが，回避行動をしているということ自体に気づいておられない場合が多いかなと思うこともよくあります。こちらから見ると，それは回避だなと思ってもご本人は無意識にやっていらっしゃるのではないかと思うのです。

医　師：意外と当事者の方は無意識に回避していらっしゃる方が多いかもしれませんね。いつの間にか引きこもっていくというケースも結構多いですからね。

心理士Ｂ：特に身体反応に関して話をしていた中で，SUDs は，例えば20とか30っておっしゃるのですけれども，身体の反応を聞くとすごく緊張しているとかおっしゃって，SUDs としてはうまく数字にできない，身体の様子はどう見ても20，30じゃないよなという方もおります。頭の中での SUDs と実際の身体の反応がマッチしていない方が結構いらっしゃる感じです

ね。

医　師：それは驚きですね。

心理士Ｂ：そういうものも含めて，意識化していく過程に VR 曝露は有効なのかなと。

医　師：そうですか。意識化していく過程で VR 曝露が有効になる。

心理士Ｂ：自分の中で何が起こっているのかを，現実場面ではそこまで捉えられない場合が多々あります。VR 曝露内で落ち着いて考えて話している中で，こういう身体の反応が実はあの時もあったなとか，自分を客観視する助けにはなりやすいかと。

医　師：VR 曝露にはそういう効果もありそうなのですね。

心理士Ａ：しっかり SUDs を評価できるようになるみたいなことですね。SUDs の評価自体が，最初は難しい方もいるということですよね。

心理士Ｂ：そうですね。

医　師：次に，安全確保行動に関しては，嘔吐恐怖症，会食恐怖症で何か感じることはありますか？

心理士Ａ：メカニズム的には，基本的に回避も安全確保行動も一緒だと思います。患者さんは，「避けてさえいれば大丈夫」とか，安全確保行動も，「これさえやっておけば大丈夫」みたいな感じで，生活の中での"工夫"としてこれらを使います。恐怖症を抱えながらも何とか生活を維持していくための対処法として回避も安全確保行動も使っていらっしゃると思います。したがって，こちらから見たら回避や安全確保行動でも，先ほどＢさんがおっしゃったように，ご自身にはそれがなじんでいるというか，自分では気づきにくい場合もあるのかもしれないなと思います。

　最近は，回避については，あまり良くないことだと患者さん自身に浸透している気がします。書籍やインターネットなどで見聞きしていることが多いのかもしれません。しかし一方，安全確保行動については，それこそ患者さんが気づいていないことが多い気がします。先ほど言ったように，患者さ

んにとってはそれは大事な工夫や対処法だったりして，むしろポジティブに捉えていることもあります。たとえ安全確保行動をたくさん使っていても，"避けない"ことが大事だと考えているわけです。でも，回避行動同様，不適切な安全確保行動は強い不安を維持する原因になります。そういう意味で，最近私は，回避行動よりも安全確保行動のほうが手ごわいと感じています。なぜなら，患者さんにとって，「避けないで向き合っていきましょう」というのはわかりやすいけれども，自分が良かれと思ってやっている工夫や対処法について「それを止めていきましょう，手放していきましょう」と言われても，なかなか受け入れがたかったり，難しい面があるのではないかと思うからです。周りの，例えばご家族などにとっても，その"対処法"が，実は患者さんの不安を強化しているなんてわかりにくくて，家族も良かれと思って協力していることも多いです。

医　師　：家族の方が協力するというのは，どういうことでしょうか。

心理士Ａ：例えばご本人が，「ミントタブレットがないと行動できない」という場合，ご本人には「ミントタブレットがないと私は吐く」という認知があるわけですが，ご家族も本人のために良かれと思って，絶対にミントタブレットを切らさないように気をつけているとか，代わりに持ち歩くとか，急いで買いに行くとかしていることがあります。

医　師　：なるほど。

心理士Ａ：これは結果的に，ご家族も「ミントタブレットがないと本人は吐く」という考え方に協力してしまっていることになります。この場合，ミントタブレットがたまたまない時に患者さんの不安は急激に高まってしまうので，行動療法的にはミントタブレットを少しずつでも手放して，ミントタブレットなしでも不安をコントロールできることを経験して欲しいのです。でもご家族ぐるみだったりするとなかなか難しくて，こういうことが，結局は行動療法の前進を妨げていると感じる

ことがよくあります。

医　師：回避行動も大変ですけれども，案外，安全確保行動というの
　　　　も，その評価や，家族との関係を含めると，非常に難しい問
　　　　題ではありますね。

心理士Ａ：セラピストのほうも不適切な安全確保行動の存在に気づいて
　　　　いないというか，把握できていなかったという経験が，私に
　　　　はあります。

医　師：Ｂさんは，安全確保行動に関していかがお考えですか？

心理士Ｂ：セラピストとしてというよりは，人として考える時に，安全
　　　　確保行動を少し持たせてあげたいという気持ちになってしま
　　　　うのですね。

心理士Ａ：私も同感です。

心理士Ｂ：恐怖をゼロにするのは難しいと思う時に，安全確保として二
　　　　の手，三の手ぐらいまで用意させたくなるというか。先ほど
　　　　Ａさんがおっしゃった，安全確保行動と気づかないでいて，
　　　　実際頼りにしていたものがない時の恐怖の上がり方が大きく
　　　　て崩れてしまうことを思うと，危ない面もあります。けれど
　　　　も，いくつか少しだけ持たせて，それをお守りとして行動療
　　　　法を頑張っていただけることもあるかと。その辺のバランス
　　　　はすごく難しい部分であると自分の中で感じるのですけれど
　　　　もね。安全確保行動は，ある程度お互いに意識化したうえで，
　　　　行動療法を続けていくうえではできるだけ使わないように，
　　　　しっかりすり合わせというか，そこがとっても大切なところ
　　　　なのでしょうね。

医　師：Ａさん，いかがですか。

心理士Ａ：「これは安全確保行動ですよね」ということを共有しているだ
　　　　けでというか，患者さんが知っているだけで全然違うと思い
　　　　ます。

心理士Ｂ：なるほど。

心理士Ａ：それは，頓服薬の使い方でも同じことが言えると思います。

心理士Ｂ：ここに入れておくだけで，いざという時のお守りがあればと

いう。

心理士Ａ：そうです。頓服薬に関しては，それ自体が薬物療法なのでほかの安全確保行動とはまた別の意味合いもありますが，使い方によっては不適切な安全確保行動にもなってしまいます。セラピストも，これは安全確保行動だということをしっかり把握して，さらに患者さんと共有できていれば，今の段階ではこれは使っていこうということもあり得ると思います。あまりにもSUDsが高い場合や，安全確保行動を使ってもいいから避けないことが大事だという時期もあります。そういう患者さんもいるので，やはりよく把握していることが大切だと思います。

医　師：安全確保行動に関しては難しい問題ですけれども，大事な問題ですね。

これからは最後のセッションとして，比較的フリートーク的にお二人に嘔吐恐怖症，会食恐怖症の患者さんのイメージや，セラピーを行ううえでのコツなどがあれば教えていただきたいと思います。

心理士Ａ：患者さんのさまざまな症状など，特に合併例ではいろいろな情報を収集して整理するのに時間がかかることもあります。けれども，病態のメカニズムが患者さんと共有できると，意外とやるべきことはシンプルなのかなという印象はあります。

医　師：やはり共有ということが大事ですね。キーワードですね。

心理士Ａ：状態の整理ができると，向かっていく方向というのは，そしてやるべきことというのは，割と明確であると思います。

医　師：その共有というのは，やはりセッションを重ねるごとに強くなっていくのでしょうか。共有感といいますか。

心理士Ａ：そうだと思います。セラピストが，患者さんの全体像をある程度把握するのは，１〜２セッションでできる場合もありますし，長い時間がかかることもあります。さらに患者さんに心理教育をし，病態のメカニズムを理解していただくために時間がかかる場合もあります。

医　師　：わかりました。Bさんはどうでしょうか。この 2 つの恐怖症，病態やセラピーを行ううえでのお考えなどありましたら教えてください。

心理士 B：ほとんどの方が，嘔吐恐怖症とか会食恐怖症にしても，「気のせいだと思っていた」，「それは，普通そんなものじゃない」という感じですね。病名がなかなかつかず，わかってもらえないという，そういう感覚は強く持っていらっしゃる方が多い印象です。

医　師　：第 6 章の手記やインタビューで見ましたけれども，診断がついてほっとしたという方がかなり多いですね。

心理士 B：きっとそれも外在化の 1 つなのかなって気はするのです。自分と症状を少しでも分けて捉えて，自分の中でこういう症状があって自分を邪魔しているという感覚。そこを少しでも理解してもらえたというところがしっかりベースにあり，そこをセラピストがさらにしっかり理解できると，患者さんに安心感が出て行動療法へのモチベーションが上がってくる気がします。

医　師　：いわゆる，先ほど，A さんが述べた共有ですね。

心理士 B：そうですね。

医　師　：そこなのですね。

心理士 A：恐怖のあまり逃げてしまうと，「それは人としてどうなのか」とか，「悪いことだ，自分は駄目だ，これは性格のせいだ，自分が弱くて駄目だからこういうふうになっているのだ」と誤解されている方が結構いますね。

心理士 B：自分自身を誤解している？

心理士 A：そうですね。そこをしっかりと，患者さん自身が病態のメカニズムを明らかにするということが大事だと思います。

心理士 B：そうですね。

医　師　：わかりました。

心理士 B：最初も話しましたが患者さんは，もともと真面目な方がすごく多いのです。したがって，セラピーを開始すると真面目に

　　取り組もうとするし，うまくいかないと，それだけ自分が駄
　　目だと思いやすいので，そこもやはりセラピストが意識して
　　支えていく部分かなと感じています。

医　師：それも大事な点ですね。ほかに伺いたいのは，治療はいつも
　　うまくいくわけでなくて，その時々によっては後退すること
　　もあろうかと思います。後退しモチベーションが下がった時，
　　どのような対応をとりますか？

心理士Ａ：これは，今回患者さんのインタビューを伺っていて思ったの
　　ですけれども，複数の患者さんが，“とにかく無理をしないこ
　　と”がよかったとおっしゃっていて，本当にそうだなと思い
　　ました。あまり押し過ぎると，それが今度ストレスになって，
　　場合によっては吐き気という身体症状として出てしまうこと
　　がよくあります。もし，自責の念が強くなって，元気がなく
　　なって，行動療法へのモチベーションが持てないのであれば，
　　まず，そこにしっかり共感して共有することですね。まず，
　　患者さんのお話を聞くというセッションを入れることもあり
　　ます。行動療法において疲れてきたということであれば，今
　　できていることをまずは維持すること。今は無理せずできる
　　ことからやっていきましょうと。しかし，方向性は一貫して
　　変えないというのは大事なポイントであると思います。

医　師：なるほど，わかりました。Ｂさんはいかがでしょうか，そう
　　いう停滞した時期の対応としては？

心理士Ｂ：きっとセラピストとの関係性が大事なのかなと思います。例
　　えば，「今日はこれ以上やりたくない」，「今すごく気持ちがや
　　る気になれない」，つまり，同じようなことですよね。もとも
　　と頑張りがちな方が多いので，辛いことを自分の口に出して
　　言える場所というのをやはり大切にしたいですね。先ほどＡ
　　さんがおっしゃったように，合言葉のように「ゆっくりやっ
　　ていきましょうね」と言って。この次のことも，「今は，ここ
　　をやろうと思っていますけれども，当日の様子で相談しましょ
　　うね」みたいな形で，とにかく続けることができるよう態勢

を作り上げていきたいところですね。なかなかうまくいかないこともありますけれども。

医　師：わかりました。そういう時はありますよね。

心理士Ａ：認知行動療法をやっているからといって，いつもそれだけをやっているわけではないですよね。思わぬ現実的なストレスが加わって，その身体症状として明確な吐き気が出ていたりする場合は，その中でいくら認知行動療法を進めようとしても効果は期待できません。やはり，通常のカウンセリングというのがベースにあってこその認知行動療法ということかなとは思います。

心理士Ｂ：生活の中で，その方にとってとても大変なことがあって，優先順位の高いところで問題が起きている時に，ご自分のことはどうしても後回しにせざるを得ないというか。そこで，もし無理してしまうと，どちらも崩れる。信頼関係も壊れるし，患者さんの体調も，精神的にも全部落ちてしまいますよね。

心理士Ａ：場合によっては認知行動療法という枠組みを一旦ストップしたほうが良いこともあり得るかなと思います。

医　師：わかりました。最後になりますけれども，これまで皆さんに質問ばかりして申し訳ないのですけれども，医師である私に対して何か質問はありませんか？

心理士Ａ：先生から見て，いわゆる難治例というようなケース，どのような難しい側面があったのか，あるいは，それをどのように乗り越えていかれたか教えてください。

医　師：まず，難治例は併発疾患次第ですね。多分一番多いのはうつ病でしょう。抑うつ状態が悪化するとモチベーションも下がるし，認知行動療法どころじゃないですよね。そういう時は一旦，薬物療法を中心にするとか，曝露療法などは一時中止にしますね。また，気分が安定した時点でチャレンジしていきましょうということになります。まず，併発疾患をきちんと見極めて，しっかりとコントロールするということが大事です。それができなければ，やっぱり難治例という形になっ

7

総合討論

て，うつ病のみならず嘔吐恐怖症や会食恐怖症も遷延化するということになりますね。

　次に，難治例として考えられるのは，いわゆるパーソナリティの問題ですね。患者さんは，こだわりが強い方が多いです。こだわりが強い方，あるいは，こだわりが強い時期と言ってもいいかもしれませんけれども，そういう時も無理はせずに一度クールダウンして落ち着いていただいて，それから，また治療を再開していきますね。パーソナリティの問題として情緒不安定，自己愛，回避性なども難しい例が多いですね。

　発達症の存在というのも，これは大きいです。いろいろな発達症がありますけれども，そういう状態をお持ちの方へのアプローチというのも若干治療方針が異なってくると思います。併発疾患，パーソナリティ，発達症，この3点に関しては，初めにわからないことが結構あります。しかし，途中からわかったり，ご家族から伺って初めてわかるとかということもあります。やはり，ご家族に時々来ていただいて情報を集めるということも非常に大事なことだと思っています。

心理士A：ありがとうございます。

心理士B：例えば，患者さんの中で，今までは自分である程度コントロールできたから通院までとは思わなかったけれども，今後のことをいろいろ考えて決心して来られる方も結構いらっしゃると思います。通院したほうがいいのか，そこまでしなくても何とかなる程度なのかという目安というものはありますか？

　2つ目として，先ほど先生がおっしゃっていた，患者さんによってはセラピストをつけない場合もある，先生だけで診る場合もあるという，その辺りの区別というのですか，そういうところのポイントってどんなところなのかなとか思ったのですけれども。

医　師：第1点目のご質問ですが，通院が必要な方は，例えば，社会人ならば会社に行けない，会社でトラブルが多い，会社での人間関係に大きな影響がある。これは，学生さんでも同じで

すね。要は，社会人あるいは学生さんにしても，本来やるべきことが遂行できない。主婦でも同じですね。家事や育児などができない状況。そして，得てして周りの方を巻き込む場合もあるのですね。強迫症ではないですけれども，こだわりが結構強い方がおりますので，保証を求めたり，ご家族あるいはパートナーが疲弊しているような状況では絶対に治療は必要だと思います。

　逆にそこまでいかない，つまり，日常生活も適度にこなしているし自分で何とかやっていきますという方もいます。そういう場合は無理して治療することはいたしません。簡単なパンフレットとか渡して，ご自宅でやってみてくださいということが多いですね。日常生活，あるいは社会生活にいかに支障があるかどうかというのが，医学的な治療ラインに立つ1つの目安となると私は思っています。

心理士Ｂ：第2点目として，セラピストを付けるか付けないかの判断は？

医　師　：まずは，患者さんのご希望がありますね。例えば，私はお薬だけで良いという方は結構います。先生が自分の体調を少しでも楽にしてくれる薬を出してくれれば，私はそれで良いという方です。特に，社交不安症や対人緊張が強い方は，セラピストと会うのを嫌がりますね。

　反対に，私は絶対お薬は飲みたくないという方もいます。カウンセリングのみを希望される方も多数おられます。例えば，初めから認知行動療法を希望して来院される方もいます。そういう方はセラピーに誘導しますね。

　医師が診察を行って，簡単なホームワークを出して，それを確認して，あとはその時々の処方をするだけでよいと希望される群。薬はとても飲めない，飲みたくないと，とにかくしっかりとしたセラピーを受けたい群。もう1つの群としては，比較的軽い方，先ほど言ったように日常生活，社会生活に問題ない方は，病名を告知して，そして，こういう回避行動を取らないようにしましょうとかいうアドバイスをして，

7

総合討論

それで終わりになる場合もあります。その点は見極めですね。初診時の1回、あと2〜3回ぐらい診察すると、大体、皆さんの治療に対する希望が見えてきます。併発疾患があるとか、薬物の副作用が出たとか、こういう場合は、かなり経過を見ないと方針がなかなか立たないというのが現状だと思います。

心理士Ｂ：ありがとうございます。

医　師：皆さん、今日はお疲れさまです。食べることに対する恐怖症である嘔吐恐怖症と会食恐怖症の書籍を作るに当たって、当事者の方々から本当に貴重な手記やインタビューの機会を得ました。それから得られた現実は、私たち治療者にとって非常に大きな財産でもあり、また今後のセラピーを進めていくうえでの糧になると思います。この書籍は本当に当事者のための書籍だと思います。私たち治療者は、その間に入って媒介するぐらいの立場だと思っています。本書籍を通して、より嘔吐恐怖症、会食恐怖症の認知が進み、できれば、きちんと診断をしていただき、しかるべき治療を受けて、日常生活、社会生活をしっかりと滞りなく平和に過ごしていただければ、本書籍の役割は果たせるのかなと思っております。今日は本当にお忙しいところ、ありがとうございました。

心理士Ａ：ありがとうございました。

心理士Ｂ：ありがとうございました。

あとがき

　私は，本書刊行の構想の段階で当事者の皆様の体験の表現方法のひとつとして，手記やインタビューのほかに漫画化を検討しておりました。刊行にあたって，星和書店の編集担当の岡部氏との初めての打ち合わせの時に提案されたのは，当事者の方に体験漫画を描いていただくということでした。当初私は，文章を補うという目的で簡単な四コマ漫画やイラストをプロの漫画家にお願いしようと思っていましたので，岡部氏からの提案にはそのようなことが可能であるのかと驚きを禁じえませんでした。

　岡部氏が推挙された漫画家がおおがきなこ先生でした。おおが先生が，SNSで公開されたご自身の会食恐怖症の体験漫画を拝見させていただきました。当事者の皆様のさまざまな体験あるいは視点の，文章ではなかなか表現しきれないところが，漫画にすると大変よく理解できるということに大変驚愕いたしました。

　早速，岡部氏を通して，おおがきなこ先生にご依頼したところ，体験漫画の執筆をご快諾いただけました。おおが先生の漫画ですが，打ち合わせの結果，通常の右頁から左頁へ流れる縦組みスタイルではなく，本書に合うように工夫して横組みで描いてくださることになりました。まず，ラフを描いてくださり，それを拝見させていただいてから，ペンを入れてくださるという流れで体験漫画が完成いたしました。おおがきなこ先生には，大変ご多忙のところ私どもの意を汲んでいただき改めて御礼申し上げます。

　食べることに対する2つの恐怖症，すなわち，嘔吐恐怖症・会食恐怖症の当事者の皆様方のご苦労や苦痛は，私が執筆した第1章，第2章の文書や図表による疾患の解説では到底，伝えきれないことを痛感した次第です。

　本書の編集には荒川和歌子氏，風間恵美子氏，宮川滉平氏に多大なる協力をいただきました。

　荒川和歌子氏，風間恵美子氏の両氏には私とのディスカッションのほかに当事者の方々へのインタビューを，宮川滉平氏には本邦初の嘔吐恐怖症＋会食恐怖症専用 VR システムの開発にご協力いただきました。

　おおがきなこ先生，星和書店の岡部浩氏，上記 3 名の編集協力者の先生方に改めて御礼申し上げます。

野呂　浩史

【編著】

野呂 浩史（のろ　ひろし）

1988 年，杏林大学医学部卒業。医学博士。札幌医大病院，国立療養所八雲病院，北海道大学病院登別分院などの勤務を経て，現在，南平岸内科クリニック院長として精神科，児童思春期精神科，心療内科を担当。

専門：不安症の薬物療法および認知行動療法，解離性障害・トラウマ関連疾患などの心理査定ならびに包括的治療。

所属学会：日本精神神経学会，日本神経学会，日本臨床精神神経薬理学会，日本児童青年精神医学会，子どものこころ専門医機構の各専門医。

主な著書：『季刊こころのりんしょう　à・la・carte「解離性障害」』（共著，星和書店，2009），『「解離性障害」専門医のための精神科臨床リュミエール 20』（共著，中山書店，2009），『わかりやすい MMPI 活用ハンドブック　施行から臨床応用まで』（編著，金剛出版，2011），『嘔吐恐怖症　基礎から臨床まで』（編著，金剛出版，2013），『不安症の事典 こころの科学増刊』（共著，日本評論社，2015），『メンタルクリニックでの主要な精神疾患への対応 ［2］　不安障害　ストレス関連障害　身体表現性障害　嗜癖症　パーソナリティ障害（外来精神科診療シリーズ）』（共著，中山書店，2016），『トラウマセラピー・ケースブック　症例にまなぶトラウマケア技法』（編著，星和書店，2016），『認知行動療法事典』（共著，丸善出版，2019），『トラウマセラピーのためのアセスメントハンドブック』（編著，星和書店，2021）

【漫画・挿絵】

おおが きなこ

漫画家，イラストレーター。SNS や WEB を中心に様々な漫画を発表。

著書に『今日のてんちょと。』『いとしのオカメ』『いとしのギー』『エミ 34 歳、休職させていただきます。』『コロナ禍妊娠日記』。

大人の心のひだを繊細に描く，優しく芯の強い作風が話題。

【編集協力】

荒川和歌子（あらかわ　わかこ）
　　　南平岸内科クリニック臨床心理部門（公認心理師，臨床心理士，臨床発達心理士）

風間恵美子（かざま　えみこ）
　　　南平岸内科クリニック臨床心理部門（公認心理師，臨床心理士，臨床発達心理士）

宮川滉平（みやかわ　こうへい）
　　　東海大学生物学部

嘔吐恐怖症・会食恐怖症の臨床
　―当事者が語る"食べることに対する2つの恐怖症"の実際―

2022 年 9 月 17 日　初版第 1 刷発行

編 著 者　野 呂 浩 史
発 行 者　石 澤 雄 司
発 行 所　株式会社星 和 書 店
　　　　　〒 168-0074　東京都杉並区上高井戸 1-2-5
　　　　　電 話　03（3329）0031（営業部）／ 03（3329）0033（編集部）
　　　　　FAX　03（5374）7186（営業部）／ 03（5374）7185（編集部）
　　　　　http://www.seiwa-pb.co.jp
印刷・製本　中央精版印刷株式会社

トラウマセラピーのための
アセスメントハンドブック

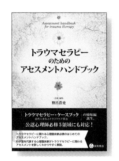

野呂浩史 企画・編集
A5判　296p　定価：本体 3,000円＋税

トラウマセラピーを行ううえで必要不可欠なアセスメントについて、わが国を代表する執筆陣が、様々な角度からわかりやすく解説したハンドブック。実臨床に即した内容で、臨床家必携の一冊。

トラウマセラピー・
ケースブック
症例にまなぶトラウマケア技法

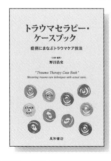

野呂浩史 企画・編集
A5判　372p　定価：本体 3,600円＋税

数あるトラウマ心理療法の中からエビデンスのあるもの、海外では普及しているが日本では認知度が低いものなど代表的な 10 の療法を、経験豊富な専門家が症例を通してわかりやすく解説。

発行：星和書店　http://www.seiwa-pb.co.jp